Awai Che

30 Minut

Business Qigong

Bibliografische Information der Deutschen Nationalbibliothek

Die Deutsche Nationalbibliothek verzeichnet diese Publikation in der Deutschen Nationalbibliografie; detaillierte bibliografische Daten sind im Internet über http://dnb.d-nb.de abrufbar.

Umschlaggestaltung: die imprimatur, Hainburg
Umschlagkonzept: Martin Zech Design, Bremen
Lektorat: Diethild Bansleben, Eppstein/Offenbach
Textgestaltung: Eva Cheung
Fotos: Awai Cheung, Ulla Catarina Lichter
Grafiken: Eva Cheung
Satz: Zerosoft, Timisoara (Rumänien)
Druck und Verarbeitung: Salzland Druck, Staßfurt

5., überarbeitete Auflage 2012

Printed in Germany

978-3-86936-306-6

In 30 Minuten wissen Sie mehr!

Dieses Buch ist so konzipiert, dass Sie in kurzer Zeit prägnante und fundierte Informationen aufnehmen können. Mithilfe eines Leitsystems werden Sie durch das Buch geführt. Es erlaubt Ihnen, innerhalb Ihres persönlichen Zeitkontingents (von 10 bis 30 Minuten) das Wesentliche zu erfassen.

Kurze Lesezeit

In 30 Minuten können Sie das ganze Buch lesen. Wenn Sie weniger Zeit haben, lesen Sie gezielt nur die Stellen, die für Sie wichtige Informationen beinhalten.

- Alle wichtigen Informationen sind blau gedruckt.

- Schlüsselfragen mit Seitenverweisen zu Beginn eines jeden Kapitels erlauben eine schnelle Orientierung: Sie blättern direkt auf die Seite, die Ihre Wissenslükke schließt.

- *Zahlreiche Zusammenfassungen innerhalb der Kapitel erlauben das schnelle Querlesen.*

- Ein Fast Reader am Ende des Buches fasst alle wichtigen Aspekte zusammen.

Inhalt

Vorwort **6**

1. Mit Business Qigong den Berufsalltag entspannt meistern **9**

Raus aus der Stressfalle 10
Ihr persönliches Stressempfinden 13
Business Qigong 15
Ursprung des Qigong 17
Wirkung von Qigong 21
Die Lebensenergie Qi 23
Das Prinzip von Yin und Yang 24
Die fünf Elemente 26
Die Atmung 29

2. Tipps für den richtigen Einstieg **33**

Raum der Stille 33
Entspannung auch unterwegs 34
Leeren Sie Ihren mentalen Arbeitsspeicher 36
Denken Sie positiv 37
In der Ruhe liegt die Kraft 39
Vermeiden Sie Stress 40
Zeitplan für Ihre Gesundheit 43
Motivation ist alles 44
Noch ein Wort zur Kleidung 47

3. Praxisteil I: Entspannung durch Bewegung **49**
Energien zum Fließen bringen 51
Hals, Nacken, Schultern entspannen 58
Balance für Körper und Seele 63
Abschließende Übungen 67

4. Praxisteil II: Ruhe durch mentales Training **71**
Die kleine Energiekreislauf 72
Finger Qigong 76

5. Praxisteil III: Auftanken statt ausbrennen **79**
Burnout als schleichender Prozess 79
Burnout aus Sicht der TCM 84
Qi-Übungen zur Vorbeugung 85

6. Aktivieren Sie Ihr Qi! **89**

Fast Reader **92**

Literatur **94**

Der Autor **96**

Vorwort

Mehr Zeit für Business Qigong

Wer seinen Beruf mit vollem Engagement ausübt, glaubt allzu oft, seine gesamte Zeit und Energie in den Job investieren zu müssen. Entspannung und Fitness rücken dann meist in den Hintergrund. Dabei bieten sich auch im Büroalltag viele Gelegenheiten, seinen seelischen und körperlichen Stress schnell und wirkungsvoll abzubauen.

Qigong ist ein alternativer und bewährter chinesischer Weg, neue Lebensenergie strömen zu lassen, das Gleichgewicht wieder herzustellen und seinem Berufsalltag mit mehr innerer Ruhe und Gelassenheit zu begegnen. Die langsamen und fließenden Bewegungen beruhigen, mobilisieren die Selbstheilungskräfte und helfen, gestaute Energien wieder zum Fließen zu bringen.

Die Vorzüge liegen auf der Hand: Qigong lässt sich zu jeder Zeit und an jedem Ort anwenden und damit optimal in den Tagesablauf integrieren. Ideal also für alle Berufstätigen, die im Büro oder unterwegs einmal innehalten und für intensive Entspannungsmomente sorgen wollen. Lernen Sie mit Business Qigong, wie Sie Ihren Büroalltag stressfreier gestalten und Strategien entwickeln können, um Burnout zu vermeiden. Nehmen Sie sich regelmäßig Zeit für *Business Qigong*. Denn wer relaxed und in Balance ist, kann fitter und motivierter in den Tag starten.

Prof. Dr. Lothar Seiwert
Keynote-Speaker, Bestsellerautor „Ausgetickt"
www.Lothar-Seiwert.de

Dank
Mein besonderer Dank gilt meiner Familie, Frau Dr. Charlotte Kammel, meinen Lehrmeistern und Seminarteilnehmern.

30 MINUTEN

Sie wollen raus aus der Stressfalle?

Seite 10

Was ist Business Qigong?

Seite 15

Welche Philosophie steckt dahinter?

Seite 17

1. Mit Business Qigong den Berufsalltag entspannt meistern

Wer den Großteil seines Berufes am Schreibtisch verbringt, weiß um die Auswirkungen eines anstrengenden Arbeitstages: Nacken und Schultern sind verspannt, man fühlt sich müde und abgekämpft. Dauerstress und permanenter Leistungsdruck sorgen für zusätzliche Belastungen im Alltag. Doch wer häufig gestresst ist, leidet nicht nur unter mentaler Erschöpfung: Auch Körper und Seele geraten aus dem Gleichgewicht. Die innere Harmonie ist gestört. Umso wichtiger ist es, die verloren gegangene Balance wieder zu finden und positive Energien zu stärken.

1.1 Raus aus der Stressfalle

Im Berufsalltag erleben wir häufig Anforderungen, die wir bewusst oder unbewusst als Stresssituationen erfahren: der morgendliche Berufsverkehr, dringende Termine, Ad-hoc-Präsentationen, endlose Verhandlungen mit schwierigen Kunden oder das ständig klingelnde Telefon. Nach einer Forsa-Studie fühlten sich 72 Prozent der Berufstätigen zwischen 30 und 44 Jahren gestresst, 23 Prozent der Befragten gaben an, keine Mittagspause einzulegen. Eine Nervenprobe auf Zeit, der fast jeder vierte Arbeitnehmer Tag für Tag ausgesetzt ist. Auch die Weltgesundheitsorganisation machte auf die Problematik aufmerksam: Die WHO erklärte Stress zu einer der größten Gesundheitsgefahren des 21. Jahrhunderts.

Wie wir auf Stress reagieren

Unabhängig davon, ob wir uns ärgern oder schwierige Situationen überwinden müssen – unser Körper reagiert stets in gleicher Weise: Unser Puls schlägt schneller, wir fangen an zu schwitzen, der Adrenalinpegel steigt rapide nach oben.

Unsere Wahrnehmung ist geschärft, die Reaktionsfähigkeit erhöht. Stressbedingte Symptome erfüllen damit eine lebenswichtige Funktion: als körpereigener Schutz schaffen sie die notwendigen Voraussetzungen, um auf starke Beanspruchung schnellstmöglich reagieren zu können.

Wie wir auf unterschiedliche Stresssituationen reagieren, hängt von unseren Erfahrungen und unserem persönlichen Stressempfinden ab. Ein geübter Redner dürfte weniger Stress empfinden als ein Berufsneuling, der zum ersten Mal den Erwartungen eines Fachpublikums gerecht werden will. Was also für den einen zur vertrauten Gewohnheit geworden ist, bereitet dem anderen quälende Bauchschmerzen und ein Höchstmaß an nervlicher Anspannung.

Testen Sie sich:

- Denken Sie immer nur an die Arbeit?
- Hetzen Sie von einem Termin zum nächsten?
- Können Sie am Abend richtig abschalten?
- Wollen Sie immer alles perfekt machen?
- Spüren Sie innere Unruhe und Anspannung?
- Fühlen Sie sich energielos und ausgepowert?
- Leiden Sie ab und zu an Verspannungen?
- Bewegen Sie sich zu wenig?
- Gönnen Sie sich Zeit für sich selbst?
- Wünschen Sie sich mehr Ruhe und Ausgeglichenheit?

Stress ist nicht gleich Stress

Nicht jeder Stress muss unserer Gesundheit schaden. Gelegentlicher Stress (Eustress), der in geringen Maßen auftritt, stellt einen positiven Reiz dar, der für den Organismus förderlich ist. Menschen, die beherzt lachen müssen oder frisch verliebt sind, erfahren in diesen Situationen ein emotionales Feuerwerk an positiven Stressreizen.

Starker Dauerstress (Disstress) hingegen kann Beschwerden verursachen, die den Körper belasten und die Gesundheit langfristig beeinträchtigen.

Zu viel Stress macht krank

Zu den häufigsten Erkrankungen durch Dauerstress zählen Kopfschmerzen, Magenbeschwerden, Konzentrationsmangel, Rückenschmerzen oder Verspannungen. Des Weiteren können auch Hautirritationen, ein geschwächtes Immunsystem oder Herz-Kreislaufbeschwerden auftreten. Langzeitstress führt im äußersten Fall zum Burn-Out oder sogar zum Herzinfarkt. Doch wer rechtzeitig handelt und Stress reduziert, kann Risiken mindern und gesundheitlichen Beschwerden gezielt vorbeugen.

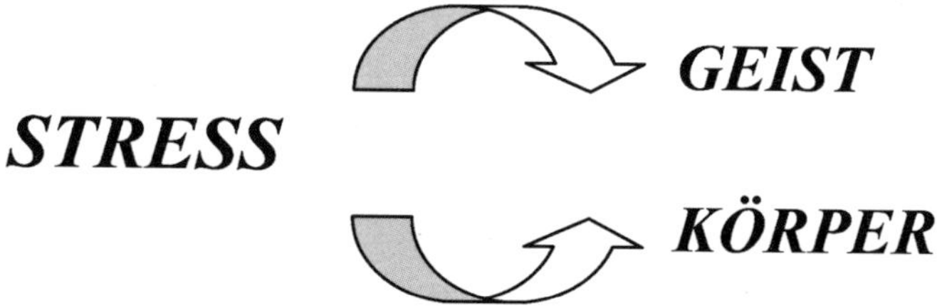

Für viele Menschen zählen Job und Karriere zu den wichtigsten Bausteinen des Lebens. Im Berufsleben erfahren wir persönliche Anerkennung, Raum zur Selbstverwirklichung und die Erfüllung selbst gesetzter Ziele. Doch berufliches Engagement mag nur dann erfolgversprechend sein, solange wir unsere persönlichen Grenzen erkennen und danach handeln. Erfolg ist immer eine Frage der Definition. Definieren Sie Ihr Leben nach Ihren eigenen Bedürfnissen und Wünschen. Und wer wünscht sich nicht ein Leben in Balance?
Wer viel gestresst ist, kommt schnell aus dem Gleichgewicht und neigt eher dazu, krank zu werden. Doch wer Stressfaktoren erkennt und nachhaltig reduziert, bringt Körper und Geist schnell wieder ins Gleichgewicht.

1.2 Ihr persönliches Stressempfinden

Sind Sie beim Autofahren schnell gereizt? Artet das Wochenende regelmäßig in Freizeitstress aus? Beurteilen Sie Ihr persönliches Stressempfinden und testen Sie Ihr Balance-Potenzial.
Überlegen Sie, welche Ereignisse, Begebenheiten oder Personen Sie in den Zustand von Anspannung bringen. Denken Sie dabei nicht nur an Situationen aus Ihrem beruflichen Umfeld. Listen Sie Ihre Stressverursacher in Stichwor-

ten auf und ordnen Sie jedem Stichwort einen Stressfaktor zu, der Ihrem persönlichen Empfinden entspricht.

Stressfaktor 1 = großes Stressempfinden
Stressfaktor 2 = mittleres Stressempfinden
Stressfaktor 3 = geringes Stressempfinden

Tragen Sie anschließend Ihre Stressquellen in die Stress-Pyramide ein.
Überlegen Sie, in welchen Situationen Sie sich besonders wohl und ausgeglichen fühlen. Bei klassischer Musik, Museumsbesuchen oder langen Spaziergängen? Listen Sie Ihre Wohlfühlfaktoren nach den folgenden drei Kategorien auf.

Wohlfühlfaktor 1 = perfektes Entspannen
Wohlfühlfaktor 2 = sehr gutes Entspannen
Wohlfühlfaktor 3 = gutes Entspannen

Tragen Sie dann Ihre Wohlfühlmomente in Ihre persönliche Anti-Stress-Pyramide ein. Zu welchem Ergebnis kommen Sie?

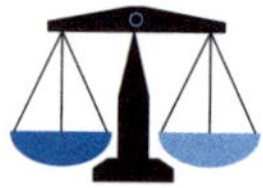

Testen Sie Ihr Balance-Potenzial.
Wo stehen Sie?

Ihr Balance-Potenzial

Stressfaktor 3
Was mich wenig stresst.

Stressfaktor 2
Was mich mäßig stresst.

Stressfaktor 1
Was mich sehr stresst.

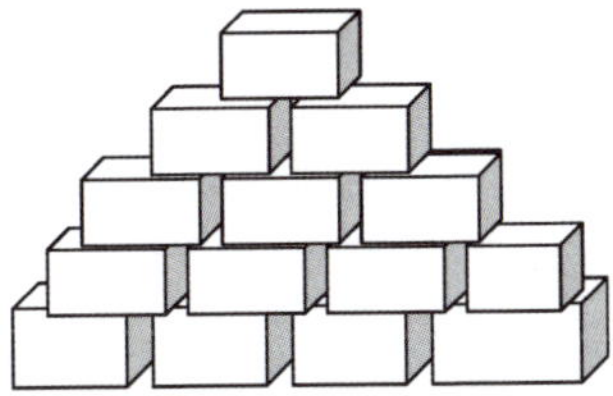

Stress-Pyramide

Wohlfühlfaktor 3
Was mich gut entspannt.

Wohlfühlfaktor 2
Was mich sehr gut entspannt.

Wohlfühlfaktor 1
Was mich perfekt entspannt.

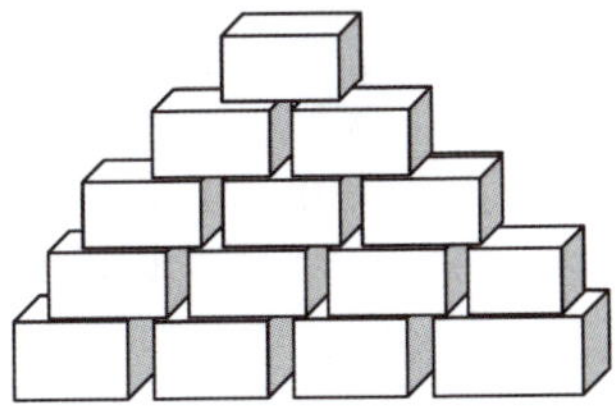

Anti-Stress-Pyramide

1.3 Business Qigong

Ein erholsames Leben ohne Stress – wer träumt eigentlich nicht davon? Doch zuweilen herrscht das perfekte Chaos im Büro: die Computer sind abgestürzt, die PowerPoint-Präsentation noch nicht fertig und ein Top-Kunde wartet seit 8 Uhr früh auf die aktuellen Zahlen und Fakten.

Diese und andere Komplikationen lassen den Blutdruck höher schnellen. Doch wer jetzt einen kühlen Kopf behält, handelt nicht nur mit der nötigen Gelassenheit,

sondern schont auch sein kostbares Nervenkostüm. Und Sie schaffen das auch!
Zeigen Sie Stress die Rote Karte!
Die Dinge laufen nicht immer, wie Sie es sich wünschen. Doch eines steht fest: Gelassenheit kann man üben.

Sanfter Ausgleich zum Alltagsstress

Dieses Buch bietet eine speziell für Führungskräfte zusammengestellte Auswahl an Übungen aus dem chinesischen Qigong. Qigong (gespr. ‚tschi gung') ist eine sanfte Atem- und Bewegungslehre, die schon nach kurzer Zeit für Entspannung und Wohlbefinden sorgt. Durch die Kombination von Bewegung, Atmung und Vorstellungskraft gelingt es, blockierte Lebensenergien wieder zum Fließen zu bringen. Das Ziel ist es, die inneren Selbstheilungskräfte zu aktivieren, um die Harmonie von Körper, Seele und Geist wieder herzustellen. Anhand einfacher und praxisnaher Übungen lernen Sie, wie Sie Ihren Tag mit geringem Zeitaufwand aktiver und gesünder gestalten können – sei es in der Konferenzpause oder zum Relaxen zwischen den Terminen. Bereits nach wenigen Übungen entfaltet sich die entspannende Wirkung fernöstlicher Bewegungsharmonie.

Die Vorteile von Business Qigong

Business Qigong erfordert keine speziellen Vorkenntnisse, keine aufwändige Sportbekleidung oder zusätzliche Fitnessgeräte. Unabhängig von Ort und Zeit können Sie ohne großen Aufwand rundum aktiv entspannen.

Daher lässt sich Qigong ideal in den beruflichen Alltag integrieren. Da die weichen, runden Bewegungen fast in Zeitlupentempo ausgeführt werden, eignet sich Business Qigong für alle Altersstufen, ohne dabei sportliches Leistungsvermögen vorauszusetzen. Mit Business Qigong reduzieren Sie nicht nur wirksam Stress, sondern Sie verbessern auch gleichzeitig Ihre Gesundheit und Fitness. Schon zehn Minuten tägliches Üben erfrischen Ihren Geist und geben Ihrer Seele Raum.

Starten Sie Ihre persönliche Entspannungsoffensive mit Business Qigong! Business Qigong bietet idealen Ausgleich zum Berufs- und Alltagsstress. Durch die Kombination aus Bewegung, Atmung und Vorstellungskraft werden gestaute Energien sanft gelöst.

30

1.4 Ursprung des Qigong

氣	功
Qi	Gong

Qigong ist eine Jahrtausende alte Bewegungsmeditation, die der Erhaltung und Förderung der Gesundheit dient. Der Begriff *Qi* bezeichnet die vitale Lebensenergie; während *Gong* gleichsam für Arbeit, Leistung, Übung oder Pflege steht.

30

Frei übersetzt bedeutet Qigong soviel wie „Energieübungen zur Stärkung des Qi", „Kultur der vitalen Energie" oder „die Kunst, sein Qi zu aktivieren".

Qigong in der traditionellen chinesischen Medizin (TCM)

Qigong bildet – neben Akupunktur und Akupressur, Massage, Kräuterheilkunde und Diätik – einen der Grundpfeiler der traditionellen chinesischen Medizin. Das erste medizinische Lehrbuch Chinas, das *Huang Di Nei Jing* (Buch des Inneren des Kaisers Huang Di, 500 – 300 v. Chr.), gilt als erstes Schriftzeugnis, das detaillierte Atem- und Körperübungen beschreibt. Das Werk beruft sich auf den legendären Gelben Kaiser Huang Di, der 3.000 v. Chr. regiert haben soll.

Von Mönchen, Mythen und einem Berg

Um den Ursprung des Qigong ranken sich viele Mythen und Sagen. Der Überlieferung nach erfand Herrscher Tang Yao um 4000 v. Chr. einen gesundheitsfördernden Tanz, der die Stimmung des Volkes positiv beeinflussen sollte. Weit verbreitet ist auch die Sage vom daoistischen Mönch Zhang San-Feng, der der Legende nach auf dem heiligen Berg Wudan lebte. Eines Tages beobachtete der Mönch einen Kranich und eine Schlange, die miteinander einen heftigen Kampf ausfochten. Von den anmutigen Bewegungen der streitenden Tiere inspiriert, entwickelte der Mönch die dreizehn Grundstellungen und Bewegungsformen des Qigong. Seine damalige Erkenntnis, dass das Weiche das Harte besiege, spiegelt sich auch in den Schriften des Philosophen Laotse wider.

„Auf der ganzen Welt gibt es nichts Weicheres und Schwächeres als das Wasser. Und doch in der Art, wie es dem Harten zusetzt, kommt nichts ihm gleich.
Es kann durch nichts verändert werden.
Dass Schwaches das Starke besiegt
Und Weiches das Harte besiegt,
weiß jedermann auf Erden,
aber niemand vermag danach zu handeln."
(Laotse, Kapitel 78)

Laotse, der im 6. Jh. v. Chr. gelebt haben soll, war Begründer des Daoismus. Er hatte maßgeblichen Einfluss auf die Entwicklung des Qigong. Er definierte die drei Lebensprinzipien zur Vermehrung des Lebens: *Qi* repräsentierte die Lebensenergie, *Jing* die Lebensessenz (Mineralien, Vitamine, Erbanlagen) und *Shen* den Geist. Ausgefeilte gymnastische Übungen dienten dem Zweck, die Lebenszeit zu verlängern und die Gesundheit zu stärken.

Auch der indische Buddhismus beeinflusste die Qigong-Praxis nachhaltig. Für ‚Buddha' Siddhartha Gautama galt die meditative Versenkung als eine der höchsten Tugenden auf dem Weg zur wahren Erkenntnis. Der meditative Aspekt und die Suche nach dem inneren Frieden sind wesentliche Bestandteile des Stillen Qigong.

Qigong heute

Qigong, das im Laufe der Zeit annähernd tausend verschiedene Stilrichtungen hervorgebracht hat, wurde im 20. Jahrhundert vereinfacht, um es der Masse der Bevölkerung zugänglich zu machen. In den 1950er-Jahren entwickelten Weiqiao Liaofa und Liu Guizhen das moderne Qigong, das ausschließlich aus weichen Bewegungselementen bestand und mehr praxisorientiert ausgerichtet war. Während der chinesischen Kulturrevolution Ende der 1960er-Jahre wurde Qigong von der kommunistischen Regierung offiziell verboten. Heute gehört Qigong wieder zum Alltagsleben der Chinesen. Bereits in den frühen Morgenstunden versammeln sich Alt und Jung in den öffentlichen Parks, um sich mit gymnastischen Übungen fit zu halten. In den 1980er-Jahren wurde Qigong auch in der westlichen Gesellschaft bekannt und hat seitdem immer mehr begeisterte Anhänger gewonnen.

30 *Qigong bildet eine der Hauptsäulen der traditionellen chinesischen Medizin und dient der Förderung und Pflege der Gesundheit. Wesentlichen Einfluss auf die Entwicklung der heutigen Qigong-Praxis halten der Daoismus und der Buddhismus.*

Das **harte Qigong** dient der körperlichen Ertüchtigung, Ausdauer und Widerstandskraft.

Es zeichnet sich durch schnelle, kraftvolle Bewegungen aus.

Dazu zählen alle Formen der traditionellen Kampfkünste (Wushu), wie das weltbekannte Shaolin Kung Fu.

Das **weiche Qigong** zielt auf die Vorbeugung von Krankheiten und der Gesundung von Körper, Seele und Geist.

Es handelt sich um langsame, fließende Bewegungsabläufe und Meditationsübungen.

Die Übungen können im Stehen, Sitzen oder Liegen ausgeführt werden.

1.5 Wirkung von Qigong

„Probieren Sie es doch mal mit Qigong. Das hilft gegen Stress." Hierzulande setzen immer mehr Mediziner auf die Heilwirkung traditioneller chinesischer Medizin. Was noch vor wenigen Jahrzehnten fragende Blicke hervorgerufen hätte, gehört inzwischen zum Standardprogramm vieler privater und gesetzlicher Krankenkassen. Qigong gehört seit Anfang 2002 anerkanntermaßen in den Förderungskatalog der gesetzlichen Krankenkassen und erlebt derzeit einen enormen Boom als Wellnesstrend aus Fernost.
Obwohl Qigong vorwiegend zur Stressreduzierung angewendet wird, bieten sich zahlreiche andere Handlungsfelder an, in denen Qigong nutzbringend einge-

setzt werden kann. Hierzu zählt beispielsweise die Behandlung chronischer Erkrankungen, wie Verschleißerscheinungen, Beschwerden des Bewegungsapparates, Verdauungsstörungen oder Bluthochdruck. Auch bei Rheuma und Osteoporose hat sich die schmerzlindernde Wirkung von Qigong bewährt. Neben den motorischen werden auch geistige Fähigkeiten geschult, um die Merkfähigkeit und das Konzentrationsvermögen zu verbessern. Die chinesische Bewegungsmeditation zeigt, dass in der Alternativmedizin beides miteinander vereinbar ist, sowohl gesundheitsfördernde Prophylaxe als auch heilmethodische Anwendung.

Qigong

- ✓ fördert Gesundheit und Wohlbefinden
- ✓ beruhigt das vegetative Nervensystem
- ✓ aktiviert körpereigene Selbstheilungskräfte
- ✓ lindert Beschwerden, beugt Zivilisationskrankheiten vor
- ✓ stärkt das Herz-Kreislaufsystem
- ✓ harmonisiert den Blut-, Lymph- und Energiefluss
- ✓ reguliert die Atmung
- ✓ erhöht die körperliche und geistige Fitness
- ✓ erweitert die Beweglichkeit und Elastizität
- ✓ trainiert die Muskeln und Sehnen
- ✓ schult Gleichgewicht und Koordinationsfähigkeit
- ✓ verbessert die Körperhaltung und Standfestigkeit
- ✓ fördert die Konzentrationsfähigkeit
- ✓ schafft ein sensibilisiertes Körperbewusstsein
- ✓ steigert Vitalität und Lebensfreude

Qigong bietet als wertvolle Ergänzung zur westlichen Schulmedizin vielfältige Einsatzmöglichkeiten in der Stresstherapie sowie in der Rehabilitation und Gesundheitsprävention. 30

1.6 Die Lebensenergie Qi 氣

„Qi ist Materie, die man nicht sieht, wie auch Luft Materie ist, die man nicht sieht.“

Laotse

Qi bezeichnet die universelle Kraft, die alles durchströmt und die Naturkreisläufe am Leben erhält. Qi wird unterschiedlich übersetzt mit vitaler Lebensenergie, Kraft, Atem, Dampf oder Luft. Manche vergleichen es auch mit dem göttlichen Lebenshauch aus der christlichen Religionslehre.

Warum brauchen wir Qi?

Qi sorgt dafür, dass alle Organe funktionstüchtig bleiben und der Körper eigene Abwehrkräfte mobilisiert. Verfügen wir über genügend körpereigenes Qi, so sind wir gesund und in Balance. Darüber hinaus brauchen wir zusätzliche Lebensenergie, die wir über die Luft einatmen (Qi des Himmels), sowie Lebensenergie, die wir aus der Nahrung aufnehmen (Qi der Erde). Nach dem Verständnis der traditionellen chinesischen Medizin entstehen Krankheiten, wenn Qi nicht mehr ungehindert durch die Energieleitbahnen des Körpers, die Meridiane, fließen kann. Der Mensch verfügt über ein Meridiansystem mit ca. 600 Kanälen, die den gesamten Körper wie ein Netz durchziehen. Über diese Energiekanäle wird Qi an die unterschiedlichen Organe weitergeleitet. In den *Dantian*, den drei Haupt-Energiespeicherzentren, wird Qi angesammelt. Das *obere Dantian* befindet sich zwischen den Augenbrauen, das *mittlere Dantian* in Herzhöhe im Brustraum, und das untere *Dantian* liegt im Bauchraum unterhalb des Bauchnabels.

30 *Nach Auffassung der traditionellen chinesischen Medizin ist der Mensch gesund und ausgeglichen, wenn Körper, Seele und Geist im Einklang sind. Dazu muss die Lebensenergie „Qi" fließen.*

1.7 Das Prinzip von Yin und Yang

Sie haben es mit Sicherheit schon einmal gesehen: Den Kreis mit einer weißen und einer schwarzen Figur, die eng ineinander verschlungenen sind.
Das *Tai Chi* gilt als eines der bekanntesten Symbole fernöstlicher Kultur. Es versinnbildlicht das Prinzip von Yin und Yang, den beiden gegensätzlichen Polaritäten, die ein harmonisches Gleichgewicht bilden. Yin und Yang symbolisieren die positiven und negativen Kräfte, die gleichermaßen auf Mensch, Tier und den gesamten Kosmos einwirken.

Das Kräftegleichgewicht Yin und Yang

Yin steht für das Weibliche, Passive, Dunkle. Yang bezeichnet das Männliche, Aktive und Helle. Doch jedes Yin enthält auch einen Anteil an Yang und umgekehrt, dargestellt als kleine Punkte im Inneren der weißen und schwarzen Fläche. Daher existieren weder reines Yin noch reines Yang. Warmes Wasser enthält im Vergleich zu kaltem Wasser mehr Yang als Yin. Verglichen mit siedendem Wasser enthält warmes Wasser wiederum einen geringeren Anteil an Yang. Yin und Yang kennzeichnet also grundsätzlich das Verhältnis zweier entgegengesetzter Kräfte.

Yang beschrieb ursprünglich die warme, von der Sonne beschienene Südseite eines Hügels. Das Zeichen für Yin stand für die kühle, schattige Nordseite eines Hügels. Yin und Yang wechseln einander fließend ab; wie der Tag allmählich zur Nacht hinübergleitet und umgekehrt. Erst der ständige, regelmäßige Wechsel der Gegensätze bewirkt, dass keine Seite die Überhand gewinnt und ein Gleichgewicht vorhanden bleibt.

Yin und Yang sind abhängig voneinander und stimulieren sich wechselseitig. Im Idealfall erzeugen sie ein Gleichgewicht. Das ganzheitliche Prinzip von Yin und Yang gilt auch für den menschlichen Organismus. So bedarf es einer Balance von Yin und Yang im Körper, um die Entstehung von Krankheiten zu vermeiden.

Grundsätzlich lassen sich alle naturbedingten Erscheinungsformen in Yin und Yang einteilen.

陽	陰
YANG	**YIN**
Männlich	Weiblich
Himmel	Erde
Sonne	Mond
Sommer	Winter
Kranich	Schlange
Bewegung	Ruhe
Ausatmen	Einatmen
Weiß	Schwarz
Flut	Ebbe

30 *Das Tai Chi symbolisiert das Kräftegleichgewicht von Yin und Yang, den gegensätzlichen Polaritäten, die eine vollkommene Einheit bilden. Harmonie kann nur entstehen, wenn Yin und Yang einander im harmonischen Fluss abwechseln.*

1.8 Die fünf Elemente

Eine weitere Lehre hat die chinesische Medizin entscheidend geprägt: Die Theorie der fünf Wandlungsphasen. Sie beruht auf den fünf Elementen *Holz, Feuer, Erde, Metall* und *Wasser*, die in einer systematischen Abfolge zyklisch angeordnet sind.
Die fünf Elemente regulieren und kontrollieren sich gegenseitig. Im Energiekreislauf der gegenseitigen Erzeu-

gung verstärkt jedes Element sein jeweiliges Folgeelement. Gleichzeitig wird jedes der Elemente durch ein anderes kontrolliert und gehemmt. Der Kreislauf der fünf Elemente beschreibt die Wandlungsprozesse in der Natur, wie beispielsweise den Wechsel der Jahreszeiten.

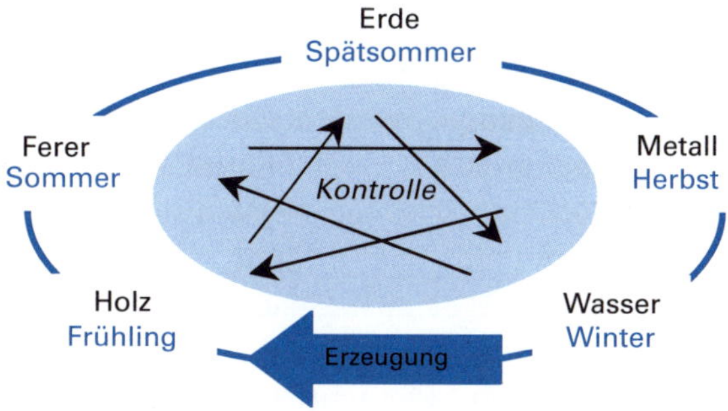

Um den Kreislauf aufrecht zu erhalten, bedarf es – ähnlich wie beim Prinzip von Yin und Yang – eines Gleichgewichts der Elemente. Infolgedessen führt ein Mangel oder Überschuss zu einer Instabilität des gesamten Energiekreislaufes. Wer einen großen Holzstapel verbrennt, erzeugt ein übermäßiges Feuer. Wer jedoch nur wenig Holz verbrennt, kann die Flamme nicht ausreichend lange ernähren.

Das Feuer erlischt folglich nach kurzer Zeit. Entscheidend ist, ein optimales Gleichgewicht zu erzeugen. Die Übungen des Qigong fördern einen ausgeglichenen Energiekreislauf und tragen dazu bei, Qi in bestimmte Körperregionen zu lenken.

Die fünf Elemente im Alltag

Die fünf Elemente finden auch im Alltag konkrete Anwendung. Sie sind die Basis der chinesischen Kräuterheilkunde. Die Verwendung von Heilpflanzen ist eine der wichtigsten Bestandteile der traditionellen chinesischen Medizin. Kräutern, Gemüse und Obst wird jeweils ein Element zugeordnet, das einer bestimmten Geschmacksrichtung entspricht – süß, sauer, bitter, salzig, scharf. Darüber hinaus werden die wärmenden bzw. kühlenden Eigenschaften einer Pflanze berücksichtigt. Anhand dieser Klassifizierung werden individuell Arzneien, wie Kräutersuds oder erkältungslindernde Tees, zusammengestellt. Wer sich gleichermaßen ausgewogen und schmackhaft ernähren will, kann seine Speisen entsprechend der fünf Elemente selbst zubereiten. Darüber hinaus lassen sich auch andere Naturprozesse entsprechend der fünf Elemente einteilen.

ELEMENT	HOLZ	FEUER	ERDE	METALL	WASSER
Himmelsrichtung	Osten	Süden	Mitte	Westen	Norden
Farbe	Grün	Rot	Gelb	Weiß	Schwarz
Nahrungsmittel	Mango	Sellerie	Bohnen	Ingwer	Krebstiere
Geschmack	sauer	bitter	süß	scharf	salzig
Emotion	Ärger	Freude	Schwermut	Kummer	Angst
Yin-Organe	Leber	Herz	Milz	Lunge	Nieren
Yang-Organe	Gallenblase	Dünndarm	Magen	Dickdarm	Blase

30 *Die fünf Elemente, mit deren Hilfe Wirkungszusammenhänge in der Natur verdeutlicht werden,* *bilden das theoretische Grundgerüst der chinesischen Medizin bis in die heutige Zeit.*

1.9 Die Atmung

„Mir stockt der Atem" – eine unliebsame Erfahrung, welche die meisten von uns mit Sicherheit schon einmal erlebt haben. Manch einem bleibt dann wortwörtlich „einfach die Luft weg". Doch gegen ansteigende Nervosität und aufkommende Panikattacken hilft meist schon eine simple, aber wirksame Methode: Ruhe bewahren und tief durchatmen.

Durch gezielte Atmung sind wir in der Lage, auf unseren Körper regulierend einzuwirken. Mithilfe gezielter Atemtechnik fördern Sie den Prozess zu mehr innerer Ruhe und Gelassenheit.

Die natürliche Atmung

Bei der natürlichen Atmung atmen Sie ruhig, tief, sanft und gleichmäßig. Durch die Nase wird eingeatmet, durch den Mund ausgeatmet. Generell atmen Sie bei aufwärts gerichteten Bewegungen ein und bei abwärts gerichteten Bewegungen aus. Die natürliche Atmung soll sich harmonisch an die fließenden Bewegungen anpassen.

Die Bauchatmung

Bei der Bauchatmung atmen Sie tief durch die Nase bis

in die Bauchhöhle hinein. Beim Einatmen wölbt sich der Bauch, beim Ausatmen fällt er in sich zusammen. Atmen Sie durch den Mund vollständig wieder aus. Atmen Sie mehrmals tief ein und aus. Die Bauchatmung soll bewusst und mit Achtsamkeit erfolgen.

So testen Sie Ihre natürliche Tiefenatmung:

Die Ballon-Atmung
In Ihrer geistigen Vorstellung pusten Sie einen Luftballon auf. Atmen Sie die Luft mit der Nase ein. Indem Sie einen stimmlosen, langgezogenen „S"-Laut erzeugen, atmen Sie durch den Mund wieder aus.

Die Staccato-Atmung
Bei der Staccato-Atmung (ital. getrennt, abgestoßen) ziehen Sie die Luft in mehreren Zügen mit der Nase ein. Dabei bewegt sich der Bauch ruckweise nach oben. Anschließend atmen Sie in einem Zug durch den Mund wieder aus.

30 ***Mit Business Qigong erlernen Sie effektive Entspannungstechniken, um Stresspotenziale wirkungsvoll abzubauen. Qigong ist eine bewährte chinesische Bewegungsmeditation, die mit Hilfe von Atmung, Bewegung und Vorstellungskraft gestaute Lebensenergie („Qi") wieder zum Fließen bringt.***
Die im Stehen, Liegen oder Sitzen ausgeführten Übungen sorgen für ein besseres Wohlbefinden

und Ausgeglichenheit. Sportliche Voraussetzungen sind nicht notwendig.
Qigong ist Teil der traditionellen chinesischen Medizin und basiert auf dem Prinzip von Yin und Yang und der Theorie der fünf Wandlungsphasen.

„Nur in stillen Wassern
spiegeln sich die Sterne."

Chinesisches Sprichwort

30 MINUTEN

Wie kann ich mich optimal vorbereiten?
Seite 33

Wie kann ich mich motivieren?
Seite 44

Welche Kleidung ist sinnvoll?
Seite 47

2. Tipps für den richtigen Einstieg

Viel frische Luft, Ruhe pur und ein angenehmes Wohlfühlambiente – alles in allem ideale Voraussetzungen für entspanntes Üben. Was Sie außerdem beim Training beachten sollten und wie Sie sich täglich motivieren können, erfahren Sie auf den folgenden Seiten. Vorgestellt werden nützliche Tipps und Tricks, um sich optimal vorzubereiten.

2.1 Raum der Stille

„Die größte Offenbarung ist die Stille."

Laotse

Wählen Sie einen ruhigen, möglichst mit Tageslicht durchfluteten Raum, wo Sie ungestört üben können. Das kann Ihr eigenes Büro sein oder ein separater Ruhe- oder Fitnessraum, der Ihnen zu feststehenden Zeiten zur Verfügung steht. Sorgen Sie in jedem Fall für ausreichende Bewegungsfreiheit. Der Raum sollte angenehm temperiert sein. Vermeiden Sie übermäßige Hitze und intensive Sonneneinstrahlung, die den Kreislauf belasten und zu Unwohlsein führen können. Wer die Pause lieber in der freien Natur verbringt, profitiert nicht nur von viel frischem Sauerstoff, sondern gewinnt auch den nötigen visuellen und mentalen Abstand zur Arbeit. Außerhalb des Büros gibt es reichlich Gelegenheit zum Relaxen. Ideal ist ein nahegelegener Park oder ein begrünter Innenhof, der zum Verweilen einlädt. Im Einklang mit der Natur fällt es oft leichter, getrost abzuschalten und die Seele einfach baumeln zu lassen. Nutzen Sie doch die nächste Mittagspause für eine Kurz-Meditation im Freien oder genießen Sie Stille und Harmonie während einer entspannenden Qigong-Übung.

30 *Qigong ist ein Weg zu mehr Klarheit und Stille. Lassen Sie den Arbeitsalltag hinter sich und sorgen Sie für eine stressfreie Zone, in der Sie auch mental abschalten können.*

2.2 Entspannung auch unterwegs

Sind Sie geschäftlich viel auf Reisen? Auch hier bieten sich viele Gelegenheiten, die Energieakkus schnell wieder aufzuladen. Egal, ob in der First-Class-Flughafenlounge, im Zugabteil oder im hoteleigenen Spa. Durch Atem- und Bewegungsübungen gelingt es Ihnen auch unterwegs, Körper und Geist in wenigen Minuten zu vitalisieren.

Qigong im Hotel

Wer Qigong nicht alleine, sondern lieber unter professioneller Anleitung ausführen will, kann dies auch während einer Geschäftsreise realisieren. Heutzutage bieten ausgewählte Spitzenhotels sowohl Einzelpersonen als auch Gruppen individuelle Qigong-Kurse an, die auch kurzfristig gebucht werden können. Eine ideale Möglichkeit, den Hotelaufenthalt sinnvoll zu nutzen und Qigong einmal in der Praxis kennen zu lernen.

Qigong auf Messen und Kongressen

Wer häufig Kongresse und Messen besucht, weiß aus eigener Erfahrung, wie kräftezehrend Großveranstaltungen sein können. Nach einer anstrengenden Anreise, Hotel-Check-In und obligaten Registrierungsformalitäten stehen Gesprächstermine, Fachseminare, Workshops und Empfänge auf dem Programm. Alle fünf Minuten klingelt das Handy und Ihr nächster Gesprächspartner wartet bereits ungeduldig am vereinbarten Treffpunkt. Dazwischen bleibt kaum Zeit zum Durchatmen, geschweige denn für eine ruhige Mahlzeit. Dabei ist es wichtig, gerade an stressintensiven Tagen Kräftereserven zu schonen und für ausreichende Erholungspausen zu sorgen. In der Regel bieten die Veranstalter separate Ruhezonen und VIP-Lounges an, die den Fachbesuchern Zuflucht vor dem hektischen Trubel bieten. Auch in speziellen Räumen der Stille gibt es Gelegenheit für kurze Atem- und Bewegungsübungen. Viele Plätze des Alltags eignen sich dazu, innezuhalten. Überlegen Sie genau, wo und wann Sie entspannen wollen. *Nehmen* Sie sich die Zeit. Mit ein wenig Kreativität werden Sie schon bald Ihre persönlichen, kleinen Inseln der Ruhe für sich entdecken.

30 *Teilen Sie sich Ihre Kräfte sorgfältig ein. Sorgen Sie für regelmäßige Erholungspausen, besonders an stressintensiven Tagen. Kurze Entspannungsphasen sind wichtig und niemals verlorene Zeit. Denn körperlich und geistig erfrischt gelingt es Ihnen mit Sicherheit besser, die anstehenden Herausforderungen zu meistern.*

2.3 Leeren Sie Ihren mentalen Arbeitsspeicher

Stellen Sie sich folgende Situation vor: Sie geben einen Eiswürfel in ein randvoll gefülltes Glas mit Wasser. Was geschieht? Die Flüssigkeit läuft über. Ihrem mentalen Arbeitsspeicher geht es ähnlich. Bedingt durch äußere Reizüberflutung und permanente Informationsüberlastung arbeitet unser Gehirn phasenweise auf Hochtouren. Bevor Sie also mit den Übungen beginnen, sollten Sie „Ihr Glas leeren“. Gönnen Sie Ihrem Kopf eine Denkpause.

> *„Die Dinge in all ihrer Menge,*
> *ein jedes kehrt zurück zu seiner Wurzel.*
> *Rückkehr zur Wurzel heißt Stille.*
> *Stille heißt Wendung zum Schicksal.*
> *Wendung zum Schicksal heißt Ewigkeit."*
> (Laotse, Kapitel 16)

Schließen Sie Ihre Augen und konzentrieren Sie sich nur auf die eigene Mitte. Einfach einige Momente lang an nichts denken. Öffnen Sie Ihren Geist. Lassen Sie alles Negative des Tages hinter sich. Nehmen Sie sich ein bis zwei Minuten Zeit, um ganz loszulassen.

2.4 Denken Sie positiv

Eine gute Portion Optimismus und eine klare Vision sind grundlegende Voraussetzungen dazu, Projekte erfolgreich auf den Weg zu bringen. Und der Glaube allein versetzt bekanntlich Berge. Deshalb: Denken Sie positiv!

- Seien Sie ehrlich: Haben Sie heute schon gelächelt? Schon ein Lächeln versetzt Sie in eine fröhlich-gelassene Grundhaltung, die Sie rundum positiv stimmt.
- *„Sie sind ein Experte und brillant auf Ihrem Gebiet. Ihre Ideen sind erfrischend kreativ und Sie glänzen durch fachliches Know-how und Durchsetzungsvermögen. Ich beneide Sie um Ihre ausgezeichneten Qualitäten und Ihren ausgeprägten Sinn für die schönen Dinge des Lebens. Verraten Sie mir das Geheimnis Ih-*

res Erfolges?" Was empfinden Sie jetzt? Haben Sie innerlich gelächelt?

- Erinnern Sie sich an einen glücklichen Moment in Ihrem Leben oder ein schönes Ereignis, das nicht allzu weit zurückliegt? Schon die Erinnerung an ein besonderes Erlebnis vermag es, positive Emotionen wachzurufen. Denken Sie an Begriffe, die für Sie positive Inhalte transportieren.

和	Harmonie	成	Erfolg
康	Gesundheit	富	Reichtum

- Sammeln Sie Ihre persönlichen Wohlfühlbegriffe. Überlegen Sie, welche Sinnbilder positive Assoziationen und Gefühle in Ihnen wecken. Schreiben Sie spontan auf, was Ihnen einfällt. Lassen Sie Ihrer Fantasie einfach freien Lauf!

Meine persönlichen
«GUTE-LAUNE-WELLNESS-WÖRTER»

1. ....
2. ....
3. ....
4. ....
5. ....

2.5 In der Ruhe liegt die Kraft

„Auch die längste Reise beginnt mit dem ersten Schritt."
Laotse

„Höher, schneller, weiter" – ein allseits bekanntes Motto, das nicht nur Olympioniken zu spektakulären Höchstleistungen anspornt. Doch beim Qigong, das zum Bereich des Gesundheitssports gehört, stehen weder sportlicher Ehrgeiz noch das Vollbringen athletischer Spitzenleistungen im Vordergrund.
Das Ziel lautet vielmehr, sich wohl zu fühlen, zu entspannen und gleichzeitig die eigene körperliche Fitness Stück für Stück zu verbessern. Verfolgen Sie daher nicht den Anspruch, die dargestellten Übungen an einem Tag regelrecht „abzuarbeiten". Versuchen Sie, die Abläufe so zu verinnerlichen, dass Sie die Übungen automatisch ausführen können, ohne bewusst auf die einzelnen Schrittfolgen achten zu müssen. Qigong bedeutet Freude an der Bewegung. Wählen Sie Übungen aus, die Ihnen besonders gefallen und die Ihnen für Ihre persönliche Situation am besten geeignet erscheinen. Gehen Sie langsam voran – immer Schritt für Schritt.

Nehmen Sie sich genügend Zeit, um einzelne Übungen sorgfältig zu studieren. Achten Sie auf eine korrekte Körperhaltung, ruhige Atmung und eine präzise Ausführung der Bewegungsabläufe. Praktizieren Sie Qigong wie in Zeitlupe. Die Effektivität der 30

Übungen liegt in ihrer langsamen Ausführung. Und denken Sie daran: In der Ruhe liegt die Kraft.

2.6 Vermeiden Sie Stress

Stress vermeiden? Das klingt leichter als getan. Was tun, wenn der Kunde auf ein neues Konzept drängt, die Abgabetermine bedrohlich näher rücken, und das letzte Meeting mehr Zeit in Anspruch genommen hat, als ursprünglich geplant? Ein idealer Arbeitsplatz jenseits von Hektik und Termindruck? Schwer vorstellbar in einer Zeit, in der die Wirtschaftszahlen stagnieren und der tägliche Konkurrenzdruck wächst.
Dennoch gibt es Wege, Stressfaktoren zu reduzieren oder im besten Fall komplett auszuschalten. Hier einige praktische Tipps, wie Sie den Alltag entspannter meistern können.

Terminkalender entrümpeln

Ihr Terminkalender platzt wieder aus allen Nähten? Überlegen Sie, wie Sie Ihren Tagesablauf übersichtlicher gestalten können. Optimieren Sie Ihren aktuellen Wochenplan, indem Sie genügend Freiräume lassen und für angemessene Pausen zwischen aufeinanderfolgenden Terminen sorgen. Planen Sie zeitliche Puffer ein, um sich in Ruhe auf wichtige Termine vorbereiten zu können. Auch der Magen sollte nicht zu kurz kommen: Kalkulieren Sie deshalb täglich mindestens eine

¾ Stunde ein, um eine leckere Mahlzeit und einen kleinen Imbiss zu sich zu nehmen.

Prioritäten setzen

Sie arbeiten den ganzen Tag hindurch, doch am Ende des Tages hat sich der Stapel auf Ihrem Schreibtisch verdoppelt? Zeitfresser lauern überall, sei es in Form von belanglosen E-Mails, unerwünschten Telefonanrufen oder privaten Dauerquasslern. Wenn Sie Ihren nächsten Arbeitstag vorbereiten, achten Sie auf Ihre zeitlichen Vorgaben und Ziele. Eine Prioritätenliste, gestaffelt nach den Kategorien A, B und C, kann dabei helfen, Wichtiges von Unwichtigem zu unterscheiden und dies auch konsequent umzusetzen. Denn wie schon ein chinesisches Sprichwort besagt: *„Neben der edlen Kunst, Dinge zu tun, gibt es auch die edle Kunst, das Wesentliche vom Unwesentlichen zu trennen".*

Blickwinkel ändern

Krisen, Ärger, Zoff mit den Mitarbeitern? Auf den ersten Blick mag es schwer fallen, unangenehmen Problemsituationen etwas Positives abzugewinnen. Aber Kopf hoch! Auch aus Fehlern kann man lernen und die nötigen Konsequenzen ziehen. Denn jede Krise birgt auch eine neue Chance (chinesisches Sprichwort). Sie haben sich über einen Kollegen, Vorgesetzten oder Mitarbeiter geärgert? Versuchen Sie, sich in die Lage des anderen zu versetzen. Eine zweite Perspektive eröffnet nicht nur einen neuen Blick auf das Geschehene, sondern ermöglicht zudem ein objektiveres Herangehen und Handeln. Nehmen Sie sich eines zu Herzen: Oftmals steckt im Negativen auch ein positiver Aspekt.

Einfach mal abschalten

Fax, Handy, SMS und BlackBerry – wer nicht rund um die Uhr zur Verfügung steht, läuft schnell Gefahr, nicht mehr up to date zu sein und wichtige Ereignisse zu verpassen. Ein Leben ohne Handy, ohne globalen Informationsaustausch im Taschenformat? Das mag sich heute wohl kaum noch einer vorstellen. Erinnern Sie sich noch, wie es in der Vor-Handy-Ära zuging? Zugegeben, die Möglichkeit, fast überall erreichbar zu sein, mag in unserer schnelllebigen Welt von unschätzbarem Vorteil sein. Aber ist es denn partout erforderlich, beim Mittagessen zeitgleich E-Mails abzurufen oder Termine per Handy zu vereinbaren, wenn man in der Einkaufsschlange wartet? Um Missverständnissen vorzubeugen: Wenn Sie es für wichtig erachten, 24 Stunden am Tag erreichbar zu sein, sollten Sie dies auch weiterhin beibehalten. Wenn nicht, dann schalten Sie einfach mal ab – beispielsweise Ihr Mobiltelefon.

Probleme zeitnah lösen

„Wer das Ziel kennt, kann entscheiden. Wer entscheidet, findet Ruhe.
Wer Ruhe findet, ist sicher. Wer sicher ist, kann überlegen. Wer überlegt, kann verbessern."

Konfuzius

Lästige oder unerfreuliche Aufgaben platzieren Sie gewöhnlich in einer hinteren Ecke Ihres Schreibtisches, nach dem Motto: „Aus den Augen, aus dem Sinn?" Doch Aufschieben, Verdrängen oder Ignorieren dürften keine erfolgversprechenden Strategien sein, wenn es darum geht, Stress wirkungsvoll zu vermeiden. Unangenehme Aufgaben, die über einen längeren Zeitraum unerledigt bleiben, sind *purer Stress* – Stress, der sich umso mehr verstärkt, je länger das ungelöste Problem anhält. Schaffen Sie Strategien und Lösungen, die ein stressfreieres und effektives Arbeiten ermöglichen. Das spart Ihnen und Ihren Mitarbeiten nicht nur wertvolle Zeit, sondern auch Nerven.

Vermeiden Sie unnötigen Stress, indem Sie zeitintensive Ablenkungsmanöver, die Ihr Zeitkonto belasten, ausschalten.

2.7 Zeitplan für Ihre Gesundheit

„Wir sollten jede Gelegenheit nutzen,
die Wahrheit zu erkennen, statt darauf zu warten,
dass wir endlich mehr Zeit haben."

Dalai Lama

Öffnen Sie morgen als erstes Ihr Outlook-Programm und vereinbaren Sie einen „Termin mit sich selbst": Montag – Freitag, Dauer: 10 – 30 Mi-

nuten. Wie Sie einen individuellen Trainingsplan erstellen können, erfahren Sie im Anschluss an den Praxisteil. Hier finden Sie beispielsweise den Wochenplaner „Zeitmanagement mit Business Qigong". Sie möchten mehr über Zeitmanagement erfahren? Nützliche Literaturtipps finden Sie in unseren Literaturhinweisen am Ende des Buches. Entwerfen Sie einen konkreten Zeitplan für Ihre Gesundheit. Legen Sie schriftlich fest, wie Sie Ihre nächste Woche mit Qigong aktiv gestalten wollen.

2.8 Motivation ist alles

„Wenn du ein Schiff bauen willst, dann trommle nicht Männer zusammen, um Holz zu beschaffen, Aufgaben zu vergeben und die Arbeit zu verteilen, sondern lehre sie die Sehnsucht nach dem weiten endlosen Meer."

Antoine de Saint-Exupéry

Oft fehlt nur ein kleiner Anstoß, um gute Vorsätze auch in die Tat umzusetzen. Doch einer euphorisch-mutigen Anfangsphase folgt mitunter ein mysteriöses Motivationstief. Manche sprechen dann vom ISH, dem „inneren Schweinehund", den es immer wieder von Neuem zu besiegen gilt. Es fällt nicht immer leicht, sich jeden Tag neu zu begeistern. Doch praktische Motivationstipps können helfen.

Motivieren Sie sich jeden Tag neu!

Ein positives „Ja-ich-will"-Bekenntnis hilft Ihnen, die eigenen Zielvorstellungen bewusst zu machen und konsequent umzusetzen.

Regelmäßig trainieren und Spaß haben

Regelmäßiges Training und eine gute Portion Disziplin sind unerlässlich, um spürbare Effekte erzielen zu können. Doch seien Sie nicht zu streng mit sich selbst. Denn Qigong soll in erster Linie Spaß machen und keine Pflichtübung sein.

Denken Sie an den gesundheitlichen Nutzen!

(siehe Kapitel „Wirkung von Qigong" S. 21).

Jeden Tag abwechslungsreich gestalten

Gestalten Sie Ihr Fitnessprogramm abwechslungsreich und lassen Sie keine Langeweile aufkommen. Mit der Zeit können Sie Ihr Repertoire mit anspruchsvollen Übungen erweitern oder einen Qigong-Kurs für Fortgeschrittene besuchen.

Nutzen Sie Ihre Zeit!

Haben Sie sich schon einmal überlegt, wie viel Zeit uns jeden Tag zur Verfügung steht? Ein Tag hat 1.440 Minuten! Glauben Sie nicht auch, hiervon 10 Minuten erübrigen zu können?

Nehmen Sie sich Zeit!

„Ich habe keine Zeit“ ist eine Ausrede, die ab heute nicht mehr gilt. Schließlich können Sie Qigong überall ausüben, sei es in den heimischen vier Wänden, im Urlaubsdomizil, Büroraum oder während einer anstrengenden Geschäftsreise mit dem Zug. Nutzen Sie die freie Zeit für Entspannungsübungen oder kurze Meditationen. Nehmen Sie sich die Zeit – denn sie gehört *Ihnen*. Gönnen Sie sich die Freiheit, das Leben nach Ihren Spielregeln zu genießen.

In 72 Stunden durchstarten

Kennen Sie die 72-Stunden-Regel? Dieses Zeitfenster ist oft ausschlaggebend, wenn es darum geht, neu erworbenes Wissen möglichst dauerhaft fortzusetzen. Sollten Sie es schaffen, innerhalb von drei Tagen die ersten Übungen auszuprobieren, sind Ihre Chancen groß, auch weiterhin am Ball zu bleiben. Beginnen Sie am besten gleich heute!

Haben Sie schon einmal über betriebliches Gesundheitsmanagement nachgedacht? Ausgeglichene und zufriedene Mitarbeiter sind motivierter und statistisch weniger krank. Nutzen Sie doch den nächsten Betriebsausflug für einen Qigong-Kurs in Ihrer Nähe, oder buchen Sie ein Inhouse-Seminar für sich und Ihre Firmenmitarbeiter.

Eine Investition, die sich lohnt. Denn wer gelernt hat, sich zu entspannen, kann Stress besser bewältigen und damit erfolgreicher arbeiten. Schon in wenigen Übungsstunden lassen sich die Grundtechniken des Qigong erlernen und direkt vor Ort anwenden. Mehr zu diesem Thema erfahren Sie unter: www.business-qigong.com.

Mit der richtigen Motivation gelangen Sie an Ihr Ziel! Nutzen Sie Ihre Zeit und motivieren Sie sich täglich neu. Genießen Sie jeden Tag mit Business Qigong!

2.9 Noch ein Wort zur Kleidung

Ob dunkelblauer Nadelstreifenanzug oder elegantes Kostüm: In den meisten Büroetagen zählt der klassische Dresscode zur gängigen Kleiderordnung. Doch selbst im schicken Business-Outfit können Sie die folgenden Übungen problemlos durchführen.
Achten Sie darauf, dass die Kleidung nicht zu eng anliegt, möglichst dehnbar und luftdurchlässig ist. Sie sollten in der Lage sein, tief ein- und ausatmen zu können. Lockern Sie gegebenenfalls Gürtel, Krawatten und hochgeschlossene Kragen. Schuhe mit hohen Absätzen sollten ausgezogen werden.

Sie sind perfekt vorbereitet?
Dann viel Spaß mit dem Praxisteil!

30 MINUTEN

Wie bringe ich mein Qi zum Fließen?

Seite 51

Was löst meine Verspannungen?

Seite 58

Wie komme ich wieder in Balance?

Seite 63

3. Praxisteil I: Entspannung durch Bewegung

Willkommen im Praxisteil! Hier erfahren Sie, wie Sie Ihre Fitness steigern und körpereigene Kräfte selbst aktivieren können. Vorgestellt werden ausgewählte Bewegungsübungen, die für körperliche Entspannung sorgen. Die Übungen werden anhand kurzer, präziser Texte erläutert und durch anschauliche Bildsequenzen ergänzt.

Darauf sollten Sie achten:

- ☐ Nehmen Sie eine natürliche, aufrechte Körperhaltung ein.
- ☐ Beim Stehen beugen Sie leicht die Knie.
- ☐ Halten Sie den Kopf gerade.
- ☐ Ziehen Sie das Kinn leicht an.
- ☐ Achten Sie darauf, dass die Schultern entspannt sind.
- ☐ Die Atmung fließt harmonisch.

Wie fühlt sich Qi eigentlich an?

Zu Beginn eines Anfängerkurses werde ich oft gefragt: Wie fühlt sich Qi eigentlich an? Meine Antwort lautet dann: Am besten, Sie spüren es selbst. Für den einen fühlt es sich an wie ein dahinschwellender Wärmestrom, für den anderen ist es ein sanftes Prickeln in den Fingerspitzen. Vielleicht spüren Sie auch eine Art Luftpolster oder einen Magnetzustand?

Haben Sie ein wenig Geduld, wenn Sie anfangs noch keinerlei Veränderung wahrnehmen. Viele bauen eine Erwartungshaltung auf, die ein konkretes Spüren des Qi verhindert. Ich habe die Erfahrung gemacht, dass jeder meiner Teilnehmer – auch die Skeptiker! – sein inneres Qi fühlen konnte. Ich bin überzeugt, dass auch Sie Ihr Qi spüren werden. Versuchen Sie es! Öffnen Sie Ihren Geist und seien Sie bereit für das Experiment Qi.

3.1 Energien zum Fließen bringen

Das Wecken des Qi

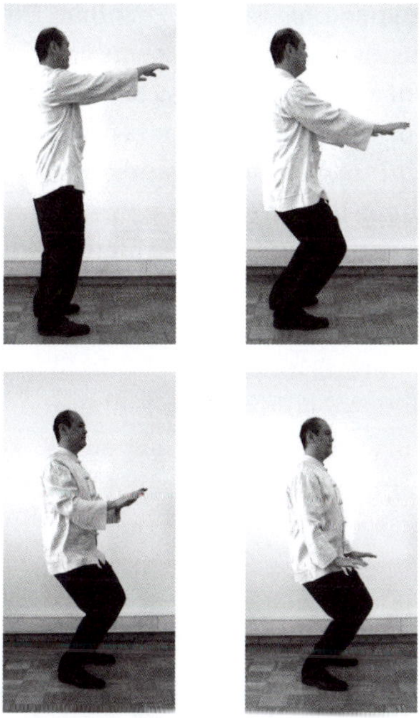

Wirkung:

Hilft bei innerer Unruhe, Bluthochdruck, Schlaflosigkeit. Öffnet die Energiekanäle, sorgt für Leichtigkeit, Sensibilisierung des Körpers und Finden der eigenen Mitte

So funktioniert die Übung:

Stehen Sie in lockerer, aufrechter Haltung, die Knie etwas gebeugt. Heben Sie die Hände mit ausgestreckten Armen nach vorne bis in Schulterhöhe. Dabei strecken Sie die Beine. Senken Sie die Arme langsam. Die Knie werden leicht gebeugt. Führen Sie die Bewegung fließend und harmonisch aus. Konzentrieren Sie sich auf die *Lao-Gong*-Punkte in der Mitte der Handflächen und die *Yong-Chuan*-Punkte an den Fußsohlen. Durch die Konzentration auf das Wesentliche werden alle Fremdgedanken abgeschaltet. Es sollte allmählich in den Fingerspitzen anfangen zu kribbeln.

Zeit: 6 x wiederholen

Den ersten Schatz heben

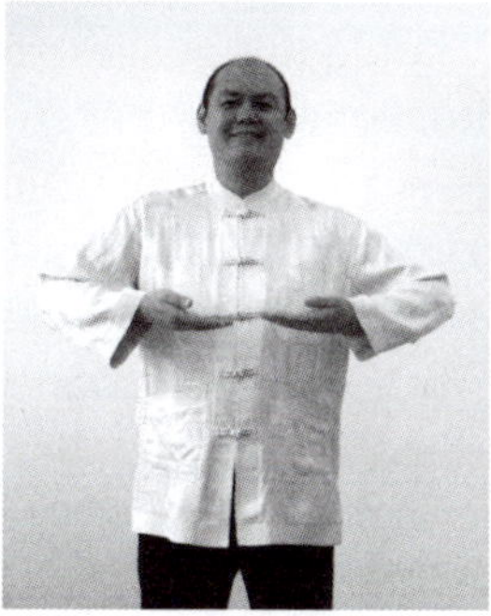 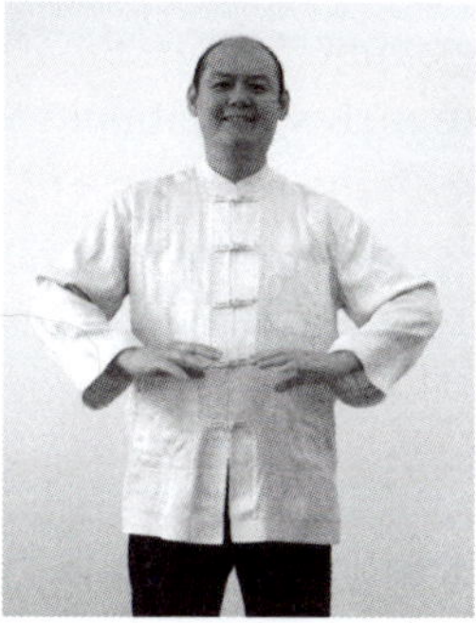

Wirkung:

Wirkt beruhigend auf das Nervensystem, senkt Lampenfieber vor wichtigen Terminen oder Vorträgen

So funktioniert die Übung:

Sitzen Sie in aufrechter Haltung oder stehen Sie aufrecht, die Knie etwas gebeugt. Die Hände halten Sie vor dem Körper. Die Handflächen zeigen nach oben, die Finger berühren sich nicht. Die Hände langsam bis vor das Kinn heben und dabei einatmen (den Bauch wölben). Ausatmen (Bauch einziehen) und dabei die Hände wieder langsam senken. Am Ende der Übung Augen schließen, die Mitte finden und beide Hände übereinander auf das untere *Dantian* (zwei Finger breit unterhalb des Bauchnabels) legen zum Sammeln des Qi. Diese Übung ist auch im Sitzen möglich.

Zeit: 8-12 x wiederholen

Die Orchidee öffnen

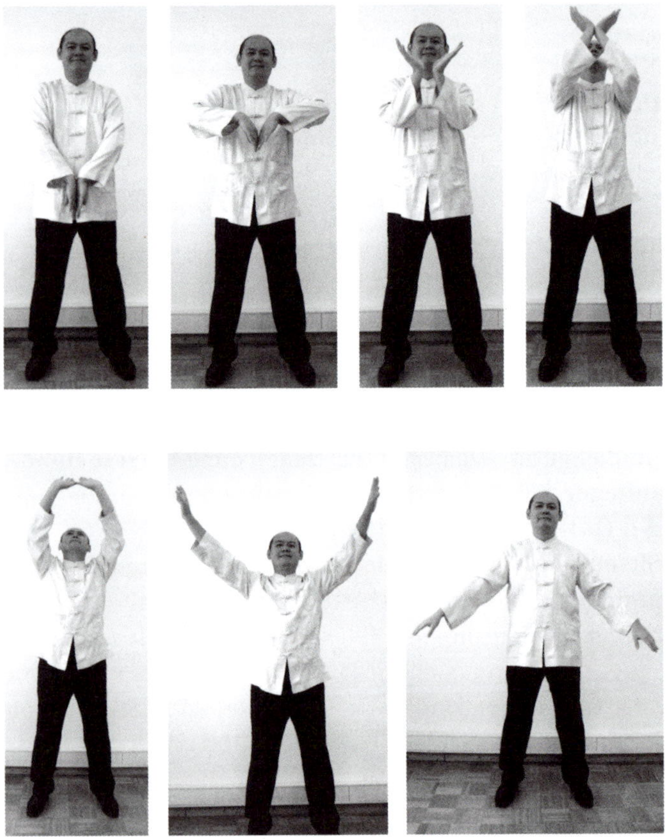

Wirkung:
Hilft bei leichten Depressionen, sorgt für mehr Entspannung und Lebensfreude

So funktioniert die Übung:
Sitzen Sie in aufrechter Haltung oder stehen Sie gerade, in lockerer Haltung, die Knie etwas gebeugt. Die Handrücken berühren sich. Die Augen sind geschlossen, Konzentration nur auf die Blume. Einatmen und dabei die Hände bis in Brusthöhe heben. Beim Ausatmen die Hände nach außen öffnen – die Blume öffnet sich. Beim Einatmen die Arme weiter aufwärts heben. Die Blume entfaltet sich ganz, indem man die Arme im großen Bogen seitlich nach unten bewegt. Am Ende der Übung auf das untere *Dantian* konzentrieren und beide Hände auflegen. Tief einatmen, dann Augen öffnen und L-Ä-C-H-E-L-N.
Die aufblühende Orchidee steht für Schönheit, Wachstum, Vitalität, Liebe, Lebensfreude.
Zeit: 8 x wiederholen.

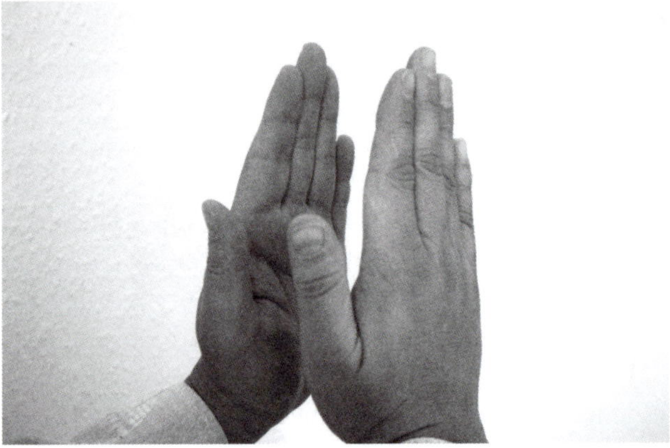

Der Qi Test
Nachdem Sie eine Qigong-Übung (z.B. das Wecken des Qi) ausgeführt haben, halten Sie die Handflächen zueinander. Der Abstand sollte ca. 5 cm betragen. Konzentrieren Sie sich auf das Qi und schließen Sie dabei die Augen. Der Qi Test lässt sich auch mit einem Partner durchführen. Stellen Sie sich Ihrem Partner gegenüber und halten Sie beide Ihre Handflächen zueinander.

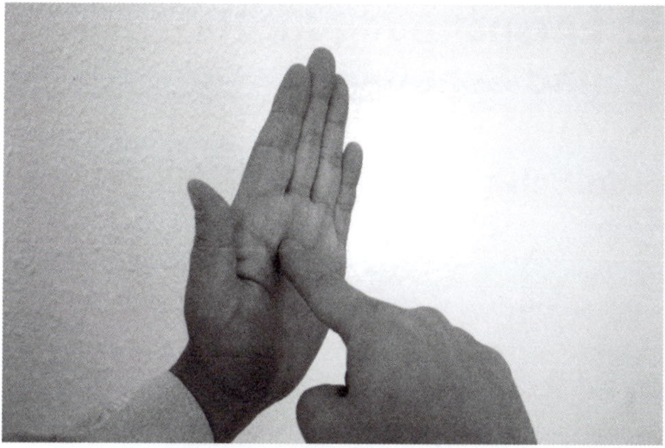

Lao-Gong-Punkt:	Meridianpunkt in der Mitte der Handfläche (Herzbeutelmeridian 8). Sie finden diesen, indem Sie die Faust ballen. An der Stelle, wo der Mittelfinger die Handfläche berührt, befindet sich der Lao-Gong-Punkt.
Yong-Chuan-Punkt:	Meridianpunkt in der Mitte des Fußballens (Nierenmeridian 1). Er bildet die direkte physische Verbindung zur Erde.

3.2 Entspannung für Hals, Nacken und Schultern

Die Schwalbe breitet die Flügel aus

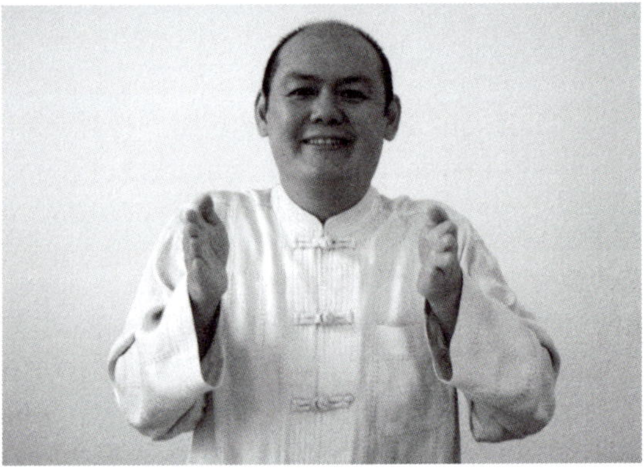

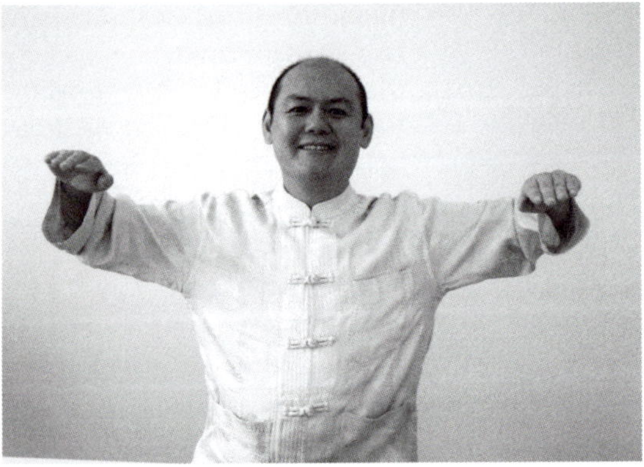

Wirkung:
Lindert Verspannungen von Hals, Nacken und Schultern

So funktioniert die Übung:
Die Arme im 90°-Winkel an den Oberkörper anlegen. Einatmen und gleichzeitig Schultern und Arme bis auf Schulterhöhe hochziehen. Dann ausatmen und Schultern und Arme senken. Danach die Hände im 90°-Winkel seitlich etwas mehr als auf Schulterhöhe anheben, wieder ausatmen und Arme an den Körper anlegen. Die Übung lässt sich im Stehen oder Sitzen ausführen.
Zeit: 12 x wiederholen

Himmel und Erde stemmen

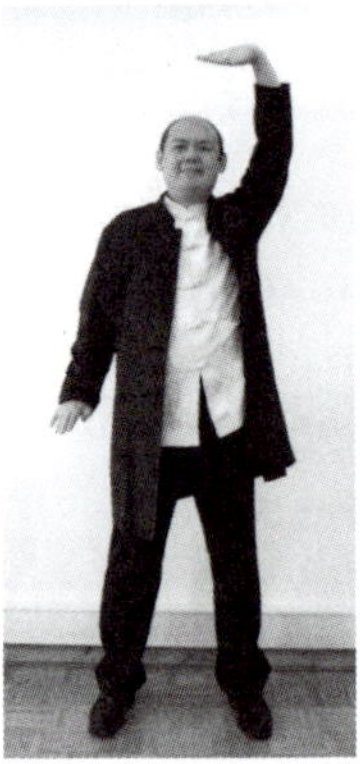

Wirkung:

Löst Verspannungen im Schulterbereich, lindert Rückenschmerzen, stärkt die Wirbelsäule

So funktioniert die Übung:

Stehen Sie in lockerer, aufrechter Haltung, die Füße stehen schulterbreit auseinander. Den linken Arm in Richtung Decke strecken, die Handinnenfläche zeigt nach oben. Den rechten Arm entsprechend nach unten strecken (Diagonale). Einatmen und den Oberkörper nach rechts drehen. Beim Ausatmen den Oberkörper wieder zur Mitte drehen. Armrichtung wechseln (linker Arm nach unten, rechter Arm nach oben), dann den Oberkörper nach links drehen und zurück in die Ausgangsposition. Achtung: Bei dieser Übung bleiben die Füße fest auf dem Boden stehen!
Zeit: 8 x wiederholen

Der Bogenschütze

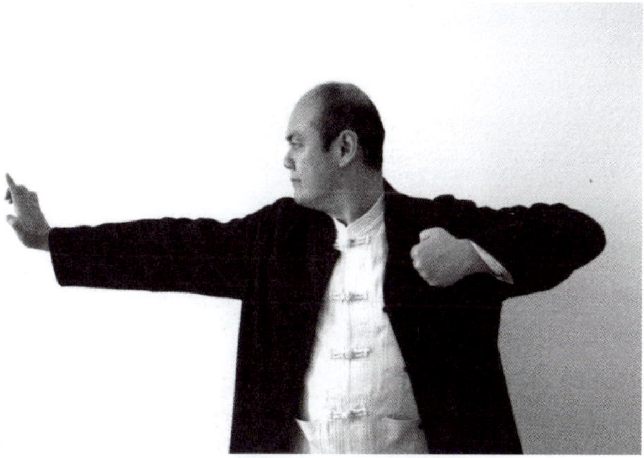

Wirkung:

Lindert Verspannungen im Hals-, Nacken- und Schulterbereich, kräftigt die obere Muskulatur, dient als visuelle Zielübung.

So funktioniert die Übung:

Sie sitzen in der Reiterstellung (siehe Foto) und spannen gedanklich einen Bogen. Der Kopf ist nach links gedreht. Daumen und Zeigefinger der linken Hand bilden ein „L“, die übrigen Finger sind angewinkelt. Die rechte Hand ist zur Faust geballt. Jetzt den Bogen spannen, indem man kraftvoll die Arme auseinanderzieht. Anschließend wechseln.

Zeit: 3 x zur linken und 3 x zur rechten Seite

Der konzentrierte Fauststoß

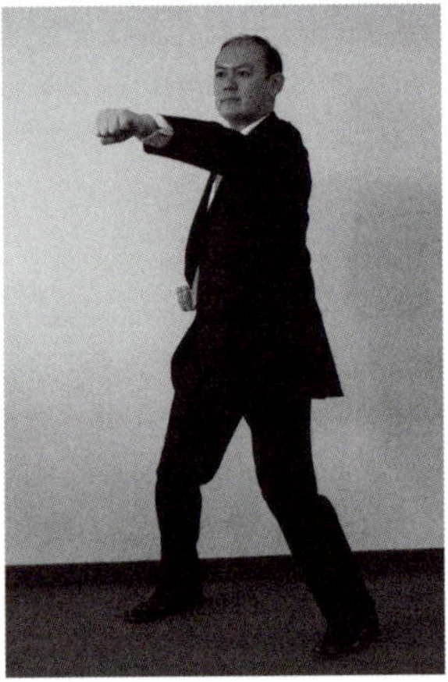

Wirkung:
Stärkt das Qi, kräftigt die obere Armmuskulatur

So funktioniert die Übung:
Stehen Sie in lockerer, aufrechter Haltung, die Knie etwas gebeugt. Die Fäuste in Hüfthöhe platzieren, Handinnenflächen nach oben. Beim Einatmen die linke Faust langsam nach vorne bewegen, beim Ausatmen wieder kraftvoll zur Hüfte zurückziehen. Erneut Einatmen und die rechte Faust nach vorne bewegen. Anschließend wieder wechseln.
Zeit: 6 x links und 6 x rechts
Im Anschluss 10 x schnelle Fauststöße absolvieren (Power-Schläge).

3.3 Balance für Körper und Seele

Stehen wie ein Baum (Yang)

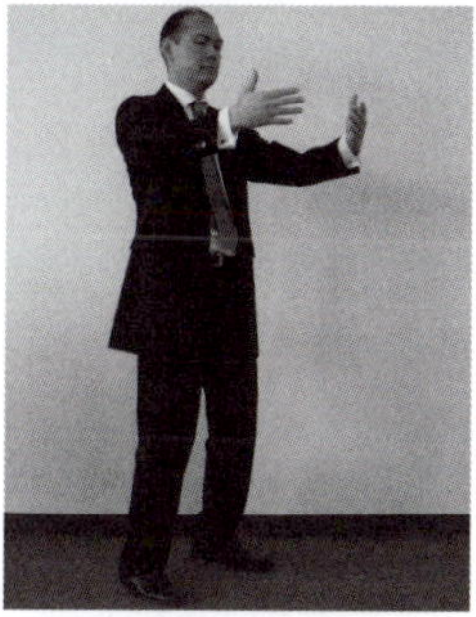

Wirkung:

Schafft mehr Selbstvertrauen, sorgt für ein besseres Körpergefühl, schult Gleichgewicht und Standfestigkeit

So funktioniert die Übung:

Stehen Sie in lockerer, aufrechter Haltung, die Knie etwas gebeugt, die Füße schulterbreit auseinander. Die Schultern hängen locker herunter. Heben Sie die Arme in Brusthöhe. Stellen Sie sich vor, Sie umfassen einen mächtigen Baumstamm. Die Hände bleiben locker, die Fingerspitzen berühren sich nicht. Schließen Sie die Augen. Atmen Sie ruhig und verharren Sie in dieser Stellung. Am Ende der Übung die Arme langsam senken, die Füße zusammenstellen und die Hände auf das untere *Dantian* legen. Dreimal ein- und ausatmen und langsam die Augen öffnen.

Zeit: am Anfang 1 Minute, dann steigern bis auf 5 Minuten

Den Qi Ball rollen (Yin)

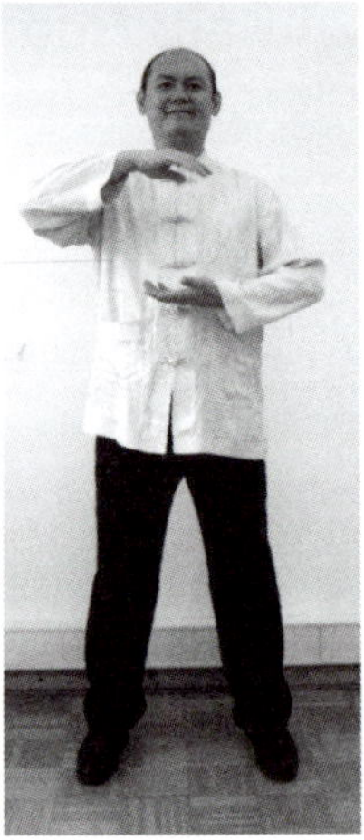

Wirkung:

Aktiviert das Qi in den Fingerspitzen, lockert die Handgelenke, hilft Fremdgedanken auszuschalten

So funktioniert die Übung:

Sie stehen in natürlicher, aufrechter Haltung. Stellen sie sich vor, dass Sie mit den Händen einen imaginären Ball vor dem Körper halten. Die Arme sind dabei leicht angewinkelt. Rollen Sie den Ball in der Luft hin und her, indem Sie Ihre Handflächen in verschiedene Richtungen drehen. Wichtig: Atmen Sie gleichmäßig und ruhig. Stellen Sie sich einen leichten Ball vor, und visualisieren Sie dessen Farbe.

Zeit: max. 3 Minuten

Der Buddha-Sitz

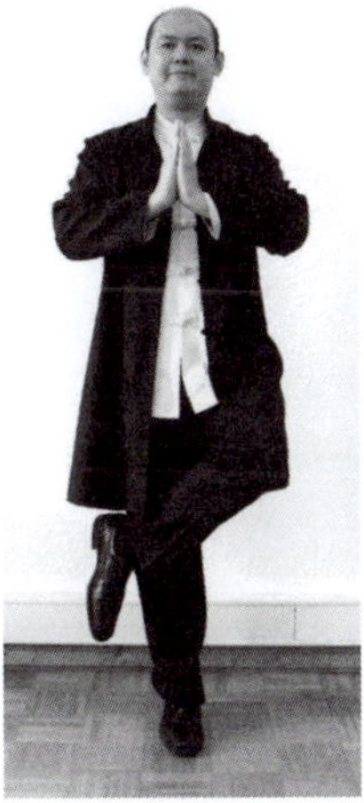

Wirkung:
Schult das Gleichgewicht, verbessert die Körperhaltung, stärkt die obere Beinmuskulatur

So funktioniert die Übung:
Zunächst aufrecht stehen, dann das linke Bein über das rechte Knie legen, als würde man sich auf das rechte Bein hinsetzen. Dann mit den Händen die Gebetshaltung einnehmen, 30 Sekunden verweilen. Anschließend die Stellung wechseln. Fortgeschrittene können die Übung auch mit geschlossenen Augen durchführen.
Zeit: 30 Sekunden, dann allmählich steigern auf 60 Sekunden

Der betende Mönch

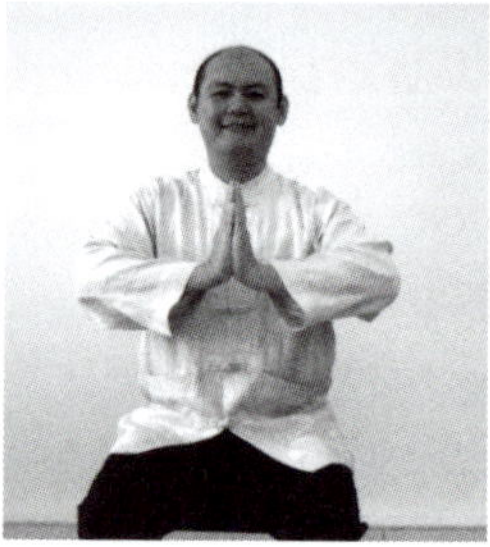 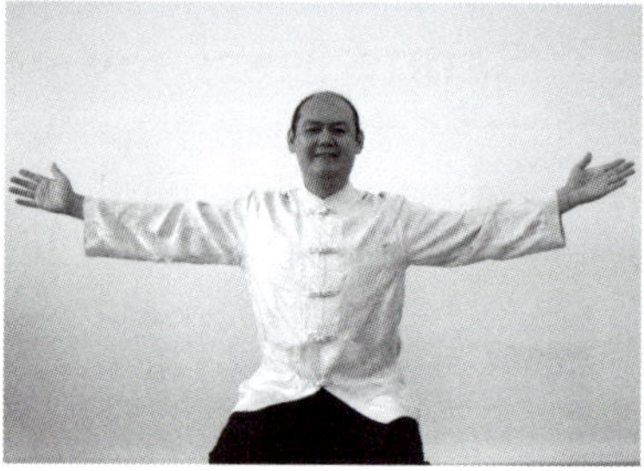

Wirkung:

Stärkt die Brustmuskulatur, fördert die Durchblutung der Finger

So funktioniert die Übung:

Sitzen Sie aufrecht und nehmen Sie die Gebetshaltung ein. Die Finger fest zusammenpressen. Dann die Arme weit nach hinten bis in Schulterhöhe öffnen. Anschließend die Arme wieder in die Ausgangsposition zurückführen.

Zeit: 8 x wiederholen

3.4 Abschließende Übungen

Sanfte Massage und Abklopfen

Reiben Sie die Hände kraftvoll aneinander, bis angenehme Wärme entsteht. Mit der eigenen Körperwärme das Gesicht leicht massieren und so das Qi verteilen. Massieren Sie das Gesicht in großen, kreisenden Bewegungen im Uhrzeigersinn. Die Ohren von oben nach unten massieren. Einmal durch das Haar streichen. Die Schultern und die Oberarme nach unten hin abklopfen. Dann den Rippenbogen abklopfen, anschließend den Rücken und am Ende die Beine.

Das Sammeln des Qi

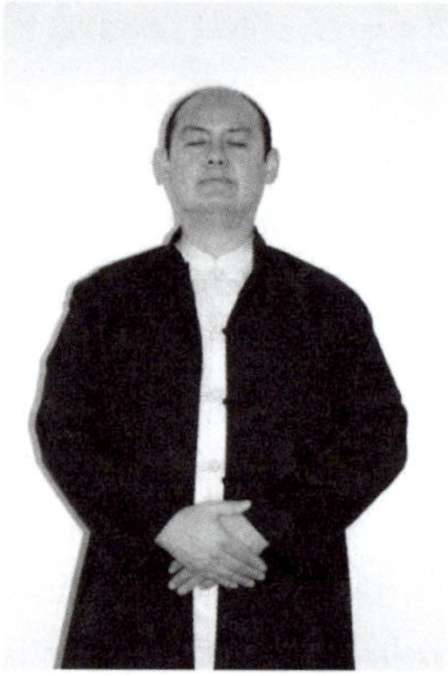

Sammeln Sie das Qi im unteren *Dantian*. Legen Sie dazu Ihre Hände übereinander auf den unteren *Dantian*, also zwei Finger breit unterhalb des Bauchnabels. Konzentrieren Sie sich nur auf Ihr Qi. Im Allgemeinen legen Männer ihre rechte Hand über die linke Hand. Frauen legen ihre linke Hand über die rechte Hand.

Palmieren

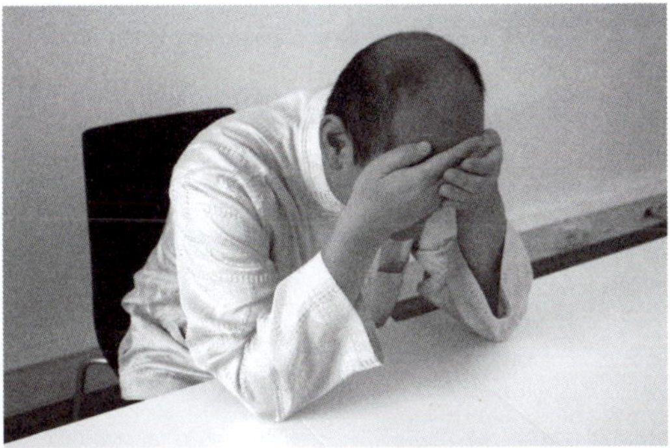

Reiben Sie die Hände warm. Dann stützen Sie die Ellenbogen auf dem Schreibtisch ab und schließen Sie die Augen. Bedecken Sie die Augen mit den gewölbten Handflächen.

Achten Sie darauf, dass die Handflächen die Augenlider nicht berühren! Stellen Sie sich eine farbenprächtige Landschaft vor, z.B. eine Bergwiese mit sattem grünen Gras oder einen leise dahinplätschernden Fluss. Oder Sie denken an einen goldenen Energiestrom, der aus Ihren Händen fließt, öffnen Sie nun langsam die Augen – und Sie fühlen sich wieder frisch und entspannt.
Zeit: 1-2 Minuten

30 MINUTEN

Wie entspannen Sie innerlich mit dem kleinen Energiekreislauf?
Seite 72

Wie testen Sie Ihre Willenskraft?
Seite 75

Auf welche Weise halte ich meinen Geist fit?
Seite 76

4. Praxisteil II: Ruhe durch mentales Training

Stellen Sie sich vor, Sie beißen kraftvoll in eine saftige, gelbe Zitronenscheibe! Schon der Gedanke daran lässt Ihnen womöglich das Wasser im Munde zerlaufen? Oder denken Sie an ein abgebrochenes Stückchen Kreide, das jemand langsam quer über eine Schultafel zieht. Schrecklich, nicht wahr? Allein die Vorstellung dieser beiden Bilder hat bewirkt, dass wir das Quietschen der Kreide „hören“ und den sauren Geschmack der Zitrone in unserem Mund „schmecken“ können. Auf dieser Erkenntnis beruht die Methode des mentalen Trainings mit Qigong. Das Ziel besteht darin, mithilfe der eigenen Vorstellungskraft das innere Qi zu stärken und in bestimmte Körperregionen zu lenken.

Der kleine Energiekreislauf

Der kleine Energiekreislauf des Meisters Li Zhi-Chang ist eine der bekanntesten Übungen und gehört zu den Grundlagen des Stillen Qigong. Da es sich um eine meditative Übung handelt, die keine körperliche Beanspruchung erfordert, können Sie diese sowohl im Stehen als auch im Sitzen oder Liegen ausführen.

Im Stehen:
Achten Sie auf eine gerade Haltung, lassen Sie Schultern und Arme locker hängen. Der Blick geht geradeaus.

Im Sitzen:
Sie können im Schneidersitz oder im Lotussitz auf dem Boden Platz nehmen oder in aufrechter Haltung auf einem Stuhl sitzen. Während der Übung sollte die Wirbelsäule gerade gestreckt bleiben. Bei Bedarf platzieren Sie ein Kissen zwischen Rücken und Stuhllehne. Die Füße bleiben flach auf dem Boden stehen. Der Kopf bleibt in aufrechter Haltung, wie von einem unsichtbaren Faden an der Decke gehalten. Legen Sie die Hände in den Schoß, die Handinnenflächen nach oben gerichtet. Andernfalls können Sie auch die Handrücken auf die Knie legen und Daumen und Mittelfinger zusammenfügen.

Im Liegen:
Legen Sie sich langgestreckt auf den Rücken. Die Beine

sind leicht gespreizt. Die Arme befinden sich seitlich am Körper, Handinnenflächen zeigen nach oben.

Wirkung:
Der kleine Energiekreislauf führt Sie auf eine innere Entspannungsreise.

So funktioniert die Übung:
Nehmen Sie eine entspannte stehende, sitzende oder liegende Position ein. Atmen Sie ruhig einige Male ein und aus. Schließen Sie jetzt die Augen. Stellen Sie sich Qi wie einen goldenen Fluss vor, der Ihren Körper durchströmt. Sie lenken das Qi bewusst durch Ihre beiden Körperhälften: auf der Rückseite aufwärts, dann auf der Vorderseite abwärts. Dabei machen Sie an verschiedenen Stationen Halt, um bestimmte Körperorgane mit Qi zu umspülen und so neue Energien freizusetzen.

Beginnen Sie Ihre Reise durch Ihren Körper im *Huiyin* (1) zwischen After und dem äußeren Sexualorgan. Der goldene Fluss durchströmt anschließend den *Weilü* (2), die Spitze des Steißbeins. Die nächste Station ist der *Mingmen* (3), der sich am Rücken befindet und genau gegenüber dem Bauchnabel anzusiedeln ist. Der Qi Fluss strömt dann an der Wirbelsäule aufwärts, bis er den *Dazhui* (4) erreicht. Dieser Punkt befindet sich zwischen den Schulterblättern. Das ‚Jadekissen', der *Yuzhen* (5), ist der nächste Halt und befindet sich in der Mitte des Hinterkopfs. Danach sammelt sich Qi im *Ba-*

hui (6), dem Punkt direkt auf der Mitte des Kopfes. Setzen Sie Ihre Reise fort, indem Sie das *obere Dantian* (7) zwischen den Augenbrauen ansteuern. Ihre Zunge berührt den Gaumen. Auf diese Weise kann der Energiestrom weiter abwärts fließen, hinunter in den Brustbereich, direkt zum *mittleren Dantian* (8). Lassen Sie Qi weiter zum *unteren Dantian* (9) unterhalb des Bauchnabels strömen. Am Ende der Reise gelangen Sie wieder zum *Huiyin*, dem Ausgangspunkt Ihrer inneren Reise.
Zeit: 10-15 Minuten (Bitte beachten Sie, dass bei dieser Übung mindestens 10 Minuten erforderlich sind.)

Kleiner Tipp:
Sprechen Sie die einzelnen Reisestationen auf Tonband, so dass Sie Ihre Reise zeitlich genau einteilen können. Beruhigend wirkt auch leise, ruhige Musik, die Sie im Hintergrund abspielen.

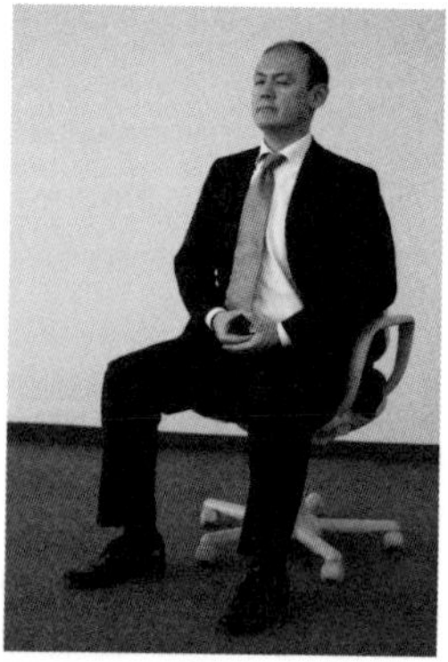

Testen Sie Ihre mentale Willenskraft

Strecken Sie Ihren rechten Arm waagerecht zur Seite. Blicken Sie geradeaus. Achten Sie darauf, dass Ihr Körper in einer geraden Position bleibt. Drehen Sie Ihren rechten Arm so weit, wie Sie können, nach hinten, und richten Sie Ihren Zeigefinger auf die Wand hinter Ihnen. Merken Sie sich diesen Punkt. Anschließend gehen Sie wieder in die Ausgangsposition zurück.

Wiederholen Sie in Ihrer geistigen Vorstellung die eben ausgeführte Bewegung. Sagen Sie zu sich selber: „Diesen Punkt werde ich noch weitergehen!" Stellen Sie sich den neuen Fixpunkt genau vor. Strecken Sie dann erneut den rechten Arm zur Seite. Schließen Sie nun die Augen. Zeigen Sie nochmals mit dem Zeigefinger auf den anvisierten Punkt hinter Ihnen. Wohin zeigt Ihr Finger an der Wand?

Finger Qigong

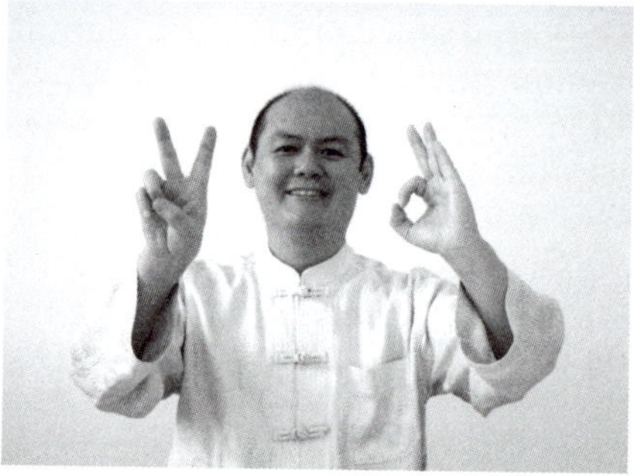

Wirkung:
Steigert die Konzentrations- und Koordinationsfähigkeit, stimuliert die Gehirnhälften, wirkt positiv als Anti-Ärger-Strategie

So funktioniert die Übung:
Bilden Sie mit dem Zeige- und Mittelfinger der linken Hand ein „V“ und mit der dem Daumen und Zeigefinger der rechten Hand ein „O“. Anschließend wechseln. Die Übung sollte möglichst schnell und ohne nachzudenken erfolgen. Wechseln Sie die Stellung der Finger gleichzeitig. Übung für Fortgeschrittene: Stehen Sie während der Übung auf einem Bein.
Zur Lockerung der Finger können Sie auch die Finger abwechselnd überkreuzen.
Zeit: mindestens 16 x wiederholen

Ausgewählte Übungen sorgen für körperliche Entspannung:

- ***Wecken Sie Ihr Qi und machen Sie den Qi-Test***
- ***Entspannen Sie Hals, Nacken und Schultern***
- ***Bringen Sie Körper und Seele in Balance***
- ***Lassen Sie sich auf mentales Training ein***

Haben Sie Geduld, wenn die Übungen nicht auf Anhieb wirken. Jeder kann mit der Zeit lernen, sein inneres Qi zu spüren.

30 MINUTEN

Was ist Burnout?
Seite 79

Bin ich gefährdet?
Seite 82

Wie kann ich vorbeugen?
Seite 85

5. Praxisteil III: Auftanken statt ausbrennen

Für Betroffene kommt es meist unerwartet und plötzlich, obwohl es im Vorfeld genügend Anzeichen gab: Das sogenannte Burnout-Syndrom, das „Ausgebranntsein“ von Körper und Geist, ist ein Zustand totaler Erschöpfung, meistens bedingt durch Dauerstress. Doch es gibt Möglichkeiten, Burnout vorzubeugen – am besten so früh wie möglich.

5.1 Burnout als schleichender Prozess

Wenn nichts mehr geht, der Körper sich nicht mehr erholen kann und Ängste und Depressionen vorherrschen, befindet sich der Mensch an der Grenze seiner Leistungsfähigkeit. Die Symptome sind individuell und vielfältig. Das Problem: Für Burnout gibt es keinen Diagnoseschlüssel, er wird somit nicht als Krankheit klassifiziert. Um Burnout wirkungsvoll zu vermeiden, gilt es, so früh wie möglich Maßnahmen zu ergreifen, um seine Gesundheit zu schützen. Übungen aus dem Business Qigong können hierzu einen wertvollen Beitrag leisten.

- Schmerzen aller Art
- Schlafstörungen
- Energieverlust
- Gedankenenge
- Reizbarkeit, Aggression
- Konzentration, Gedächtnisenge
- Mehrarbeit (Abwehr durch noch mehr Leistung)
- Sozialer Rückzug
- Schuldgefühle
- Grübeln, Motivations- und Interessenlosigkeit
- Starke Stimmungsschwankungen, starke Niedergeschlagenheit
- Suizidale Gedanken
- Apathie, quälende Unruhe
- Depression

Erschöpfungssyndrom nach Dr. med. Hans Peter Unger

Burnout-Symptome sind vielfältig

Burnout ist ein Prozess, der über Jahre andauert. Die nachfolgenden vier Phasen dieses Zyklus müssen weder linear noch in einem festgelegten zeitlichen Rahmen verlaufen.

1. Die Euphorie

Burnout-Betroffene sind anfangs hoch motiviert und „brennen" für ihre Arbeit. Unrealistische Leistungsansprüche und Ziele, ein Hang zum Perfektionismus und das Gefühl, unentbehrlich zu sein, sind typische Anzeichen eines arbeitsbesessenen Workaholic. Die Arbeit wird über die eigenen Bedürfnisse gestellt, während die Regenerationsphasen immer kürzer werden.

2. Innere Resignation

Wenn die zu hoch gesteckten Ziele nicht erreicht werden, machen sich Enttäuschung und innere Resignation breit. Auftretende Stresssymptome werden ignoriert. Der Burnout-Gefährdete gibt nicht auf und bleibt auf der Überholspur! Der ausbleibende Erfolg wird oftmals durch Mehrarbeit kompensiert.

3. Leistungseinbruch und sozialer Rückzug

Konzentrationsmangel führt zu weiteren Leistungseinbrüchen und Schuldgefühlen, die oftmals mit Mehrarbeit kompensiert werden sollen. Doch Gefühle der Inkompetenz treten auf. Familie und Freunde werden als Belastung wahrgenommen und rücken ganz in den Hintergrund. Typisch sind auch starke Stimmungsschwankungen und aggressives Verhalten auf Kritik. Die Kluft zwischen Eigen- und Fremdwahrnehmung wird größer, Probleme werden nicht erkannt, sondern verdrängt.

4. Erschöpfung und Psychosomatik

In dieser Phase treten meistens starke körperliche Symptome auf. Es kommt häufig zum „Tunnelblick“: Alles erscheint negativ und hoffnungslos, es gibt kein Licht am Ende des Tunnels. Der Mensch kann sich in dieser Phase nicht mehr regenerieren und Kraft schöpfen. Dadurch kann das Gefühl für sich selbst und andere verloren gehen. Im schlimmsten Fall können suizidale Gedanken auftreten.

5. Der Zusammenbruch

Am Ende steht der totale Zusammenbruch: Nichts geht mehr – weder körperlich noch mental.

Selbstcheck: Bin ich Burnout-gefährdet?

	Ja	Nein
Fühlen Sie sich permanent müde und erschöpft?		
Sind Sie häufig erkältet? Leiden Sie unter Rückenschmerzen, chronischen Kopfschmerzen? Haben Sie Magen- und Darmprobleme oder Schlafstörungen?		

Fühlen Sie sich in letzter Zeit niedergeschlagen, hoffnungslos, ohnmächtig?		
Sehen Sie keinen Sinn mehr in Ihrer Arbeit?		
Können Sie nicht mehr abschalten?		
Haben Sie das Gefühl, die Kontrolle zu verlieren oder reagieren Sie zunehmend gereizt?		
Ist Ihnen alles zu viel, haben Sie keine Lebensfreude mehr?		
Sie wollen immer alles perfekt machen, niemals nachlassen, keine Schwäche zeigen?		
Sie nehmen die Arbeit wichtiger als Ihre Familie, Ihren Partner oder sich selbst und die eigenen Bedürfnisse?		

Überlegen Sie bei jeder Ja-Antwort erneut, ob der Zustand länger als sechs Monate anhält. Wenn ja, ist es an der Zeit, die Reißleine zu ziehen: Holen Sie sich professionelle Hilfe und Unterstützung!

Glaubenssätze prägen unsere Einstellungen

Glaubenssätze sind innere Überzeugungen, die automatisch wirken, unser tägliches Erleben prägen und Erlebtes bewerten. Werden Sie sich Ihrer inneren Stimmen und Ihrer Glaubenssätze bewusst! Welche Glaubenssätze haben Sie, die Sie stärken, und welche, die Sie schwächen?

Schwächende Glaubenssätze:
- Man bekommt im Leben nichts geschenkt.
- Ohne Fleiß kein Preis.
- Ich muss perfekt sein, sonst bin ich nichts wert.

Stärkende Glaubenssätze:
- Ich schaffe das! Alles ist möglich!
- Aus Fehlern kann ich lernen!
- Aus Krisen gehe ich gestärkt hervor!

Trainieren Sie die Achtsamkeit Ihrer Gedanken: Wenn ein schwächender Gedanke aufkommt, stoppen Sie ihn und ändern Sie diesen ganz bewusst in einen positiven Leitsatz, der Sie stärkt und motiviert! Behandeln Sie sich selbst als guten Freund und schätzen Sie sich wert mit allen Ihren Stärken und Schwächen!
Wie oft denken Sie „Ich muss"? Wie fühlt es sich an, wenn Sie dieses kleine Wörtchen „muss" durch „will", „kann" oder sogar „darf" ersetzen?

5.2 Burnout aus Sicht der Traditionellen Chinesischen Medizin (TCM)

Aus Sicht der TCM, die den Menschen immer ganzheitlich betrachtet (Körper, Geist und Seele), hat sich beim Burnout ein Ungleichgewicht der Energien im Körper ausgebreitet. Das „Sich-ausgebrannt-Fühlen" definiert die chinesische Medizin als eine Störung von Herz, Leber und Nieren-Energie. Die Chinesen übersetzen es mit folgenden Schriftzeichen: 四肢无力 am ganzen Körper erschöpft sein oder 累 erschöpft sein.

Wann sollte man aktiv werden?

Laut Gesundheitscoach Ulla Catarina Lichter sollte man aktiv werden, solange es einem gut geht. „Heutzutage ist es wichtig, bewusst zu entspannen, um den Anforderungen im Alltag und Beruf gerecht zu werden. Wenn Beschwerden, die länger als sechs Monate anhalten, auftreten oder der Leidensdruck stärker wird, sollte man sich professionelle Hilfe suchen."

5.3 Qi-Übungen zur Vorbeugung

Das wirkungsvollste Mittel, um einen Burnout zu vermeiden, ist es, gesund mit Stress umzugehen. Business Qigong hat sich in den vergangenen Jahren in Unternehmen anhand spezieller Mitarbeiter- und Führungskräftetrainings und Train-the-Trainer-Schulungen erfolgreich bewährt und eignet sich auch im Bereich der Burnout-Prophylaxe.

Aktivierung des Zentralmeridians

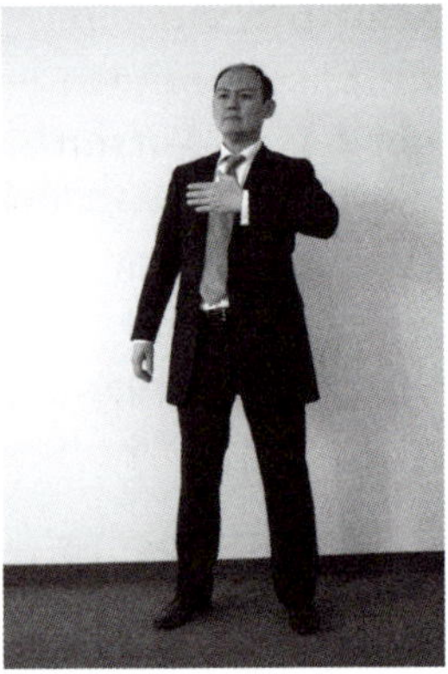

Wirkung:
Wirkt energetisierend auf den Körper und zugleich beruhigend für den Geist

So funktioniert die Übung:
Stellen Sie sich aufrecht und locker hin. Streichen Sie mit der Innenfläche Ihrer geöffneten linken Hand in einem Abstand von 5 cm von Ihrem Bauchnabel aus aufwärts bis zur Unterlippe.
Zeit: 5 x wiederholen

Stehen wie ein Baum

Die Anleitung zu dieser Übung finden Sie auf Seite 63.

Mentalübung 1 – Kraft tanken

So funktioniert die Übung:

Stellen Sie sich vor, dass Sie einen gesunden, starken Baum umarmen, der seine Kraft auf Sie überträgt. Spüren Sie, wie Ihre Füße wie ein Baum verwurzelt sind und Ihnen Standfestigkeit verleihen und Sie erden. Spüren Sie, wie die Energie durch Ihren Körper fließt und Sie mit Frische und Kreativität versorgt.

Mentalübung 2 – Grenze ziehen

So funktioniert die Übung:

Umarmen Sie mental einen großen Baumstamm und anschließend einen kleineren, indem Sie den mit den Armen geformten Halbkreis mal größer, mal kleiner werden lassen. Was ist Ihnen angenehmer? Ziehen Sie mit Ihren Armen eine Grenze, bis wohin Sie Menschen an sich rankommen lassen möchten.

Burnout bezeichnet den Zustand am Ende eines schleichenden Prozesses, an dem die totale geistige, körperliche und mentale Erschöpfung steht, meist verursacht durch beruflichen oder auch privaten Stress. Qi-Übungen zur Entspannung sorgen für effektiven Ausgleich und beugen Burnout gezielt vor. 30

30 MINUTEN

Wie starte ich am besten?
Seite 89

Wie stelle ich einen Zeitplan auf?
Seite 91

6. Aktivieren Sie Ihr Qi!

Sie haben eine vielfältige Auswahl an Qigong-Übungen kennen gelernt und die eine oder andere Übung ausprobiert. Welche Übungen haben Ihnen besonders gefallen? Sind Sie ein „Jeden-Tag-Genießer“ oder relaxen Sie lieber ausgiebig am Wochenende? Ganz egal, wie Sie sich entscheiden: Sie sollten regelmäßig trainieren und dafür einen detaillierten Zeitplan aufstellen. Wer während der Woche wenig Zeit hat, kann auch am Wochenende ausgiebig entspannen. Wenn Sie einen langen Waldspaziergang planen, können Sie einige Qigong-Übungen mit einfließen lassen. Entscheidend ist, dass Sie Ihre Zeit nutzen und in vollen Zügen genießen.

Um Ihnen den Einstieg zu erleichtern, können Sie den Wochen-Trainingsplan ‚Zeitmanagement mit Business Qigong‘ zur Hilfe nehmen. 30 *Der Wochenplan eignet sich ideal für Fitnessbegeisterte, die regelmäßig trainieren wollen und dabei individuell ihre Übungen zusammenstellen möchten – je nach Bedarf und zeitlichen Möglichkeiten. Sie finden alle Übungen im Überblick und wählen ganz einfach aus. Anschließend können Sie die absol-*

vierten Übungseinheiten in Ihrem Wochen-Trainingsplan eintragen. Des Weiteren können Sie auch ein Erfolgstagebuch führen, in dem Sie Ihre persönlichen Qi-Erlebnisse aufschreiben.
Egal, ob Sie sich dafür entscheiden, täglich zehn Minuten zu investieren oder eine ganze Stunde: Aktivieren Sie Ihr Qi!

Bleiben Sie fit fürs Business!
Jetzt viel Erfolg mit *Business Qigong*.

Auf der nächsten Seite finden Sie eine Tabelle für Ihren individuellen Wochen-Trainingsplan.

Business Qigong

Das 10-Minuten-Training für jeden Tag

1. Das Wecken des Qi (2 Minuten)
2. Himmel und Erde stemmen (2 Minuten)
3. Die Orchidee öffnen (2 Minuten)
4. Die Schwalbe breitet die Flügel aus (2 Minuten)
5. Der Bogenschütze (1 Minute)
6. Stehen wie ein Baum (1 Minute)

Ihr individueller Wochen-Trainingsplan

– alle Übungen im Überblick –

Zeitmanagement mit Business Qigong ✔															
ÜBUNG	MO			DI			MI			DO			FR		
Das Wecken des Qi															
Den ersten Schatz heben															
Die Orchidee öffnen															
Die Schwalbe															
Himmel und Erde stemmen															
Der Bogenschütze															
Der konzentrierte Fauststoß															
Den Qi Ball rollen															
Stehen wie ein Baum															
Der Buddha-Sitz															
Der betende Mönch															
Der kleine Energiekreislauf															
Das Sammeln des Qi															
Finger Qigong															

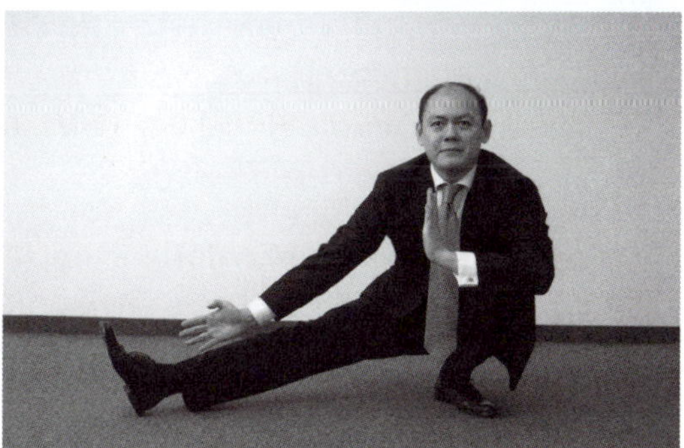

Fast Reader

Mit Business Qigong den Berufsalltag entspannt meistern

Berufliches Engagement mag nur dann erfolgversprechend sein, solange wir unsere persönlichen Grenzen erkennen und danach handeln. Erfolg ist immer eine Frage der Definition. Definieren Sie Ihr Leben nach Ihren eigenen Bedürfnissen und Wünschen. Und wer wünscht sich nicht ein Leben in Balance?
Business Qigong bietet idealen Ausgleich zum Berufs- und Alltagsstress. Durch die Kombination aus Bewegung, Atmung und Vorstellungskraft werden gestaute Energien sanft gelöst.
Qigong bildet eine der Hauptsäulen der traditionellen chinesischen Medizin und dient der Förderung und Pflege der Gesundheit. Wesentlichen Einfluss auf die Entwicklung der heutigen Qigong-Praxis halten der Daoismus und der Buddhismus. Qigong bietet als wertvolle Ergänzung zur westli-

chen Schulmedizin vielfältige Einsatzmöglichkeiten in der Stresstherapie sowie in der Rehabilitation und Gesundheitsprävention.
Nehmen Sie sich genügend Zeit, um einzelne Übungen sorgfältig zu studieren. Achten Sie auf eine korrekte Körperhaltung, ruhige Atmung und eine präzise Ausführung der Bewegungsabläufe. Die Effektivität der Übungen liegt in ihrer langsamen Ausführung. Und denken Sie daran: In der Ruhe liegt die Kraft.

Mit Business Qigong erlernen Sie effektive Entspannungstechniken, um Stresspotenziale wirkungsvoll abzubauen. Qigong ist eine bewährte chinesische Bewegungsmeditation, die mit Hilfe von Atmung, Bewegung und Vorstellungskraft gestaute Lebensenergie („Qi") wieder zum Fließen bringt.

30

Literatur

- Cavelius, Andrea-Anna / Cavelius, Alexandra / Wu, Li: Praxisbuch Chinesische Medizin. München: Ludwig 1998
- Cheung, Awai: Die Qi-Formel. Die fünf Geheimnisse der inneren Zufriedenheit. 2 Aufl. München: GU 2010
- Cheung, Awai / Draxler, Thomas: 30 Minuten Gesundheitsmanagement. Offenbach: GABAL 2010
- Laotse: Tao te king: Das Buch vom Sinn und Leben,Übers. und mit einem Kommentar von Richard Wilhelm, Diederichs Gelbe Reihe; 19: China. München: Diederichs 2004
- Li, Ding: Meridian Qigong. Erster Nachdruck Peking: Verlag für fremdsprachliche Literatur 1995
- Seiwert, Lothar: 30 Minuten Work-Life-Balance. 15. Aufl. Offenbach: GABAL 2011
- Seiwert, Lothar: Die Bären-Strategie: In der Ruhe liegt die Kraft. München: Ariston/Hugendubel 2005 (www.baeren-strategie.de)

- Seiwert, Lothar: Wenn du es eilig hast, gehe langsam. Mehr Zeit in einer beschleunigten Welt. 15. Aufl. Frankfurt und New York: Campus 2011

- Unschuld, Paul U.: Medizin in China. Eine Ideengeschichte. München: Verlag C.H.Beck 1980

- Wei, Yuanping / Deng Zi: Medizinisches Qigong. Praktisches Handbuch der Chinesischen Atemund Bewegungsübungen. Kötzting Bayrischer Wald: VGM-Verlag 1996

- Zhou, John C.Y.: Praktisches Qigong. Die Selbstheilung durch meditatives Atmen und langsame Bewegungsübungen. Bad Pyrmont: Ost-West-Verlag 1995

Internetadressen

www.awaicheung.de
www.coachingbuero-berlin.de
www.ResilienzForum.de
www.Lothar-Seiwert.de

Der Autor

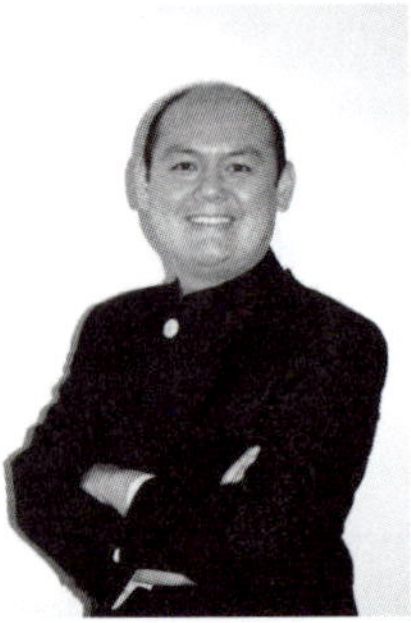

Awai Cheung ist Dozent, Redner und Buchautor zum Thema asiatische Bewegungskünste. Er prägte den Begriff des **Business Qigong** – die fernöstliche Antwort auf die westeuropäischen Wirtschaftsanforderungen und Innovation im Bereich effektiver Prävention im Gesundheitsmanagement. Seit mehr als 20 Jahren praktiziert Awai Cheung die sanften Bewegungslehren Taiji und Qigong. Gegenwärtig ist Awai Cheung Berater für das betriebliche Gesundheitsmanagement und Lehrbeauftragter einer privaten Hochschule. Neben seiner Tätigkeit als Dozent und Personal Coach ist er regelmäßig als Fachreferent im In- und Ausland tätig. Im Mittelpunkt seiner Impulsvorträge und Seminare stehen praxisbezogene Übungen zur effektiven Stressreduzierung, Bewegungsförderung und nachhaltigen Gesundheitsprävention.

Haben Sie Fragen zum betrieblichen Gesundheitsmanagement oder interessieren Sie sich für eine Ausbildung zum Business Qigong Coach? Sie können Awai Cheung als Keynote-Speaker auch für Ihre Tagungen, Seminare und Kongresse buchen. Senden Sie bitte dazu Ihre Anfrage an folgende E-Mail-Adresse:
info@awaicheung.de